进军大肚子
——用邓小平理论指导运动和健身

南郭求败（David Chen）

娜拉·莫尔萨丝（Nora Mousas）

编译：甄士武

ISBN: 978-0-9861612-3-0
ISBN: 0986161233
Library of Congress Control Number: 2016945495

目录

致谢

感谢我的家庭和我的雇主，虽然我没有大张旗鼓地宣扬，但我这也算是胆大妄为吧，可是他们还在纵容我，他们只是希望我养成良好的健康习惯，这就是"爱"。我身边有那么多"严于律己，宽以待人"的亲人和朋友，太值得感恩了.

1 开篇

在很久很久以前，在遥远的东方，作者觉得，要忽悠老外的话，最好来一段中国古代寓言故事。当代的中国人自己都经常瞧不起自己，但想要说出点儿什么东方哲学医学道理让人信服的话，咱就玩古代的，反正谁也没见过。

《黄帝内经》里有一句话：上医治未病，中医治欲病，下医治已病。《黄帝内经》这是假托黄帝、岐伯等等人的言语，不知道跟下面这一段假托扁鹊和国王的对话，谁早谁晚。

国王问扁鹊："我说扁鹊，你咋就学会开刀呢？开刀，那是西方几千年以后的先进技术，你战国时候就给人开膛破肚，那可不是杰出得吓死人嘛。"扁鹊谦虚地说："我有名，但我不一定是最好的医生，让我仔细想想，我可能只是排名第三的那号医生。"国王这下被震撼了，问到："我这一亩三分地上还有比你更好的医生？""我们家二哥，一个比我好得多的医生，他的病人来那么点儿小病症，就给他调理好。但我二哥比起大哥来呢又差了一点儿，只能排名第二。大哥才是排名第一的那号人物。大哥把他的病人都列在通讯录上，这些通讯录上的病人没生病，就让他治好了。所以，您听不见我大哥治病救人的光辉业绩"。

国王有点回过味儿来，扁鹊接着说："更多的时候，您听见治病救人的传奇故事，是像我这样的医生，拿着刀子划人，这有血有肉有感官刺激，血腥的场面最后再加一好莱坞的圆满结局，那票房价值肯定高。"国王心里面想：其实本王骨子里也是一个不拒绝低级趣味的普通人呢。于是，流露出了对血腥和恐怖故事的好感。扁鹊接着说："如果我要真是个好的医生的话，我至于让我的病人经历那样的痛苦吗？！又手术，还高消费，让他们落到那步田地是我的失职呀。"

国王这下才从低级趣味中思想又升华了一个高度。为了要彻底扫除低级趣味，第一个拿扁鹊开了刀，说干就干，干掉他。"来人呀，……"

停，故事说到这打住了，最后那一段是我编的，其实整个都是我编的。

扁鹊没有死在魏文王的宫廷里，扁鹊在中国大地上还是浏览了大好河山的，扁鹊见蔡桓公的故事后来还收入了大家的语文课本里，他到处消费，发展祖国的旅游事业，据说最后是到了秦国，被嫉妒他的同行给害死了。

不过，这历史都是编的了，编故事的人，目的是要告诉大家一个深刻的道理：治病的关键不一定在医生和医院那里，防病比治病更关键，治小病比治大病更关键，最后有病了只好及时医治了。可是，记住了，不管是防病、治小病还是治大病，都可以从你自己的主观能动性，配合那种"上医治未病"的"上医"，把这件事真的做起来。

真正好的医生能够避免你去住院，避免你去跟保险公司讨价还价。那些事会让你痛苦，而且烦。真正好的医生跟你的家庭成员一样，在你的阳寿的大限未到之前，你还没病，他就给你治好了；你有小病，他就帮你根除了。可是，他们不一定有名，不一定上电视，不一定为职业运动员看病，不一定是某药品的代言人。那种琐碎的事情是让一般医术平平的医生做的。

由于今天全球的医疗系统中都存在着"追名逐利，物质至上"的坏风气，再加上一个我们广大人民群众无法摆脱的烦恼，"你，谁呀？……"所以，要找一个在我们生病以前就把我们的病都治好的"上医"实在是太难了。但是，令人喜大普奔的好消息是，你不需要去找那样的医生。有一个好身体的开端是：准备好了，同学们。预备，起："要创造人类的幸福，全靠我们自己……"

有一个好的生活习惯，你就已经抓住了对自己医疗保健的本质。再则说了，不管你找多好的医生，他能是你肚里的蛔虫吗？他能比你还先知道你身体里微小微小的变化吗？自己多尖心尖心自己，总而言之，身体是革命的本钱，没有好的身体以后才知道，追求什么生命、幸福、自由，追着求着，身体没了，到底是什么东西拿什么东西去追求什么东西呀？！

2 序言

我们这个年纪的人，身边老有人"斗"和"争"，你要在安徽住过，听人说：刘邓大军进军大别山；你要在贵州住过，听人说：刘邓大军进军大西南；你要搬到美国去住，听见总统发言：对毒品宣战，还有竞选演说，向好莱坞宣战。再过几年进军伊拉克，再过几年又来一遍进军伊拉克。。。军事爱好者还真不少，军事爱好者喜欢在网上新闻评论，街头巷尾到处讨论战略战术策略方针。

大家喜欢谈论社会问题、国际问题，喜欢谈论文明与文明的冲突，团体与团体、路线与路线的斗争，喜欢花时间关心大家都控制不了的忧国忧民的话题。可有时候吧，多来点自我批评，少来点愤世嫉俗，可能大家的日子都会好过一点。当然了，一般的情况下自私地看问题，不是一个解决社会问题的积极态度。世界上还有三分之二的人或者四分之三的人在受苦呀，得去关心他们，搞反战大游行，""War! What is it good for......"

可是，往下看一看，在今天的中国或美国，办公室坐久了的人们看看自己的腹部，往往能找到一个明确的进军目标，就对那玩意开战的话，大家都会有一个更好的未来。除非是革命战争年代，社会的变化一般都不会是翻天覆地的，得一点一点地变，整个社会的变化来自社会的每一分子，得靠一个一个的人慢慢地开始管好自己。

晚上电视新闻联播的社会问题容易引起大家的关注，但是有的小问题，像"自己变胖了、自己变懒了"，很容易就从群众的观众视野中消失了。渐渐地大家习以为常，身边一个个亲朋好友，只要被"大肚子"这样的魔鬼附身的话，这一大块还就那么"请神容易送神难"了。

想赶走一庞然大物，本能的第一反应是恨不能掐住这家伙"咯……"国仇家恨涌上心头，把它给挤扁挤碎了。可是，对腹部的脂肪，你这么蛮干不行，第一，手没那么大，掐不住它；第二，脂肪有弹性，挤扁了它又弹回来了。要把什么东西短期内改变形状，经常有反弹的现象。广告里好多"健身速成"的秘诀都有这个问题。去参加一电视大奖赛，看谁减的最多，健身几个月，掉了好几十磅，掉完以后没什么压力了，"咯咕"一下反弹了，减掉的几十磅又回来了。

有一个成语叫"水滴石穿"，可别小看这种过程，大峡谷就是那么产生的，像大峡谷那样的形状变化就是不能逆转的。当然喽，我们不是建议在大肚子上滴水，滴好几百年形状变化了，可是人活得了那么久吗？！我只是在说循序渐进的变化，变化以后的效果才能维持下去。对了，我们就是建议循序渐进这种不可逆转的变化。

把牛奶撒在地上，你还能收回来吗？把苹果手机扔地上，砸它好几百遍，砸碎的屏幕还能把它修好吗？谅你也回天无术，这就是不可逆转。更好的一比喻是"铁杵磨成针"，把你那肚子"铁杵磨成针

5

" ·你还能有一大肚子吗？......其实把那肚子磨成一针的形状也不太好·肚子磨成一定的形状也就行了·算了·别磨成针了。

3 让人讨厌的工作细节

当我们确定了耐心和循序渐进在减肥和养生的保健工作里面的重要意义以后，还有许多细节需要仔细推敲。许多运动减肥的方法有一通病，这毛病就是，不管这种减肥运动的套路和体操多好、多有效，广大劳动人民就是没时间来跟着做。

一般，有文化的容易长大肚子的工作人员，日常生活中都有那么一个普遍的文化现象，这种文化现象就叫"工作"。虽然"工作"这个词是"医疗保健工作"这个复合词的重要的一部分，但是，"工作"和"医疗保健工作"的区别，就跟"水"和"水牢"这两个词的区别差不多大。

一般，坐办公室的在早九晚五之间是不允许随便换上游泳装跳广场舞的，不信，你把办公室变广场试试，一会儿，精神病院的人来了，救护车来了，有人要拉你去精神病院。这还算轻的。轻则被人说成是"疯子"，重则就被"下课"了。"你爱室外的新鲜空气，你到了室外你就别回来。"这名声还跟着你走，让你以后都找不到脑力劳动的办公室工作。

办公室里就不是一个很理解"生命在于运动"的环境。哦，对了，是我们自己选择从室外搬到室内来工作的，因为坐办公室工资高。让我们怀念的是，在室外工作的时候很健康，谁想出这坐办公室工作的？有没有可能咱们都干室外健康的工作，然后拿室内坐办公室的工资呀？这成天坐办公室，人可就容易腐朽了。

说实在的吧，以前，在古时候，大家一想劳动、工作，就觉得是要挽起袖子来干活，是一种对身体各肌肉块的锻炼，但那套体制现在已经不存在了。现在，人们常说的脑力劳动虽然也是劳动，但是，对哪块肌肉、什么肢体也不锻炼。

坐完一天办公室吧，你还很累。奇怪了，手脚没怎么动，怎么那么累呢？与人斗其乐无穷，就是容易累，而且肚子容易大。天都这么晚了，你也不愿意到健身房去了，健身房也不便宜，而且你强迫自己到健身房去吧，跟老婆孩子家里人在一块的时间又少一点了，还有什么应酬呀，阿猫阿狗呀，或者就是想休息一下的时间也都少了。

权衡所有的一切，干脆就买个健身房的月票，做做样子，顶多回家逗逗孩子玩，这什么减肥、健康的事，再说吧。

生活中充满了"进军大别山"那种进退两难的危险境地，我就是在这种每天坐办公室的进退两难的状态中。

受邓小平同志"不管白猫黑猫，只要抓到老鼠就是好猫"的思想的启发，想出了一个两全其美的在办公室既能混日子，又能锻炼身体的工作方法，做到了每天都有足够的运动量。这样，即使我不是天天去健身房，甚至于有时候好几天也不去健身房，但是肚子也能变小。现在，你把耳朵凑过来，我悄悄告诉你，怎么样混日子，让你的同事和老板还不怎么对你反感。而且，邓小平同志搞"唯生产力论"，外面人也看不出你生产力下降了。小范围的空间里少量的运动，积少成多，也还是运动。而且，逐渐的少量的运动就像"铁杵磨成针"一样，把你的大肚子磨小了以后，它不会再大回去。所以，这是一种有效的干掉大肚子的方法。在我不去健身房的天，我也知道，我坐办公室的时间就是我在运动的时间。那我这锻炼的时间够了呀，不会为没去健身房而有负罪感了。

4 诡计和盘算

一位伟大的哲学家曾经说过：人们鄙视那些爱信誓旦旦，立志洗心革面，重新做人的人。另一位更伟大的哲学家曾经说过：人们更喜欢嘲笑那些发誓重新做人，结果只做出了一个嘴啃泥的动作，大跌眼镜的哥们。坦白地说，我翻了很多哲学书都没找到这两句引言。但是，喜欢幸灾乐祸，这是一种"放之四海而皆准"的娱乐活动。

你以为德国人严肃认真，不苟言笑，人家就有那么一个单词："schadenfreude"。

考虑再三，我觉得还没开始减肥以前就告诉我的老板"我以后要每天在办公室运动3～6个小时"，这会给人留下笑柄。最好的结果，我老板会对我斩钉截铁地说："不行"。然后，我整个新年新气象，做个新的"我"的计划就那么玩完了。更糟糕的结局是，那老板说了"不行"以后还在背后盯着我老想：我雇这小子来干活的时间，他到底都在想什么呀？我这投资（也就是这小子的工资）到底有没有收回来？

干脆，眼不见心不烦，他听不见，我就不给他添堵。闻一多先生说过：我很多时候是做了也不说。我决心每天默默地在办公室里锻炼身体，为降低全民健保的健康费用默默地尽我的绵薄之力。

只要我不说，同事们并不会觉得我每天没有全身心地投入工作；但如果我傻乎乎地提醒他们注意的话，他们中很多人都会点头说：嗯，这位同志工作的时候是有点思想开小差，注意力集中对他来说是一个问题。

但实际上，肥胖是对整个上班族的威胁。有时候，我感到如果我能身体健康，少请几天假的话，会对我的同事们是一个极大的帮助。这个小算盘拨完以后，我觉得我的锻炼是对公司极大的贡献呀，每时每刻都在为公司的投资者创造着极大的效益。得了，我终于找到了我生命的价值，事业上的远大目标。

当一个人有了影响范围广泛的远大目标以后，最好还是什么也别说，默默无闻地工作嘛，这才叫勤勤恳恳，任劳任怨，兢兢业业。

也许，终于有一天，我会告诉我亲爱的同事们，还有我们的人事部，我会告诉他们，我是怎么样为降低全社会的健保成本，做出了自己相当大的一份努力。我也希望他们能够体会到，一个有更多健康的国民的社会，能够反馈回每一个办公环境多少的正能量。希望我身边这些亲爱的同事们能体会我的一片苦心。

我老记得刚到美国的时候看过的一个广告：一个意大利的移民到了美国，上课的时候老想着比萨饼，在课堂里做梦流露出来了。同学们嘲笑他，老师们斥责他，最后再给开除了，开除以后，跑到学校后面的小山坡上对着老天爷大喊：one day, the entire world will thunk (sic) me。

大概是想说：有一天，世界都会感谢我做的比萨饼。不过，从他的地中海南欧口音里面听出来，就好像在说：有一天，整个世界会淹死我。

5 身高体重指数

虽然防病治病最终对社会对大家都有好处，但是不赚钱的事谁干呀？！虽然说吧，人比起动物来说，更能看到长远利益，不至于飞蛾投火，不至于像狗一样见到那什么东西就吃。反正人跟畜生和禽兽还是有差别的，但在人类中，传说中的先知还是极少极少数。我想我们大家都见到过那种"你一叫他想想将来，他就说'头疼'"的人。如果你说你还没见到，呵呵，那可能说的就是你。

看看身边吸烟的人，就知道"别图一时痛快，免得将来后悔"是多么难做到的一件事。有一个故事说：某一家的妻子为了避免丈夫抽烟，丈夫每次买香烟的时候，妻子就偷偷地存下相当数量的钱，到了年底，老婆拿出钱来对老公说："瞧，你今年抽烟浪费了那么多。"老公一看这数目，"哎呀，不得了呀！戒烟！"这下，决心大了去的老公真戒了一年烟，到了年底，叫老婆把钱拿出来享受享受，老婆说："今年存下来的钱，在一年的过程中都已经花掉了。"嗯？这没有数据和报告能说明戒烟有什么好处，那还戒个什么劲呀？！。于是，这位先生重新开始又抽烟了。

我们怎么样测量和记录"防病治病"究竟为我们省了多少医疗费用呢？你试试，谁得了什么重病以后，存下相当数量的......算了，不开这玩笑了。健康上的损失经常是无法计算，无法弥补。如果你知道一些可测量的数量正在变化，你会不会改变你的生活方式呢？

当今的社会上，由于不好的饮食和运动习惯，人们的几何形状是在变化，但是，似乎大家视而不见，怎么样解决这个问题：究竟是形状还是数字更科学？

咱们来个科普调查。

第一种办法，用"美"来吸引大家减肥。大家"爱美之心人皆有之"，大家喜欢看匀称苗条的体型，本来我们可以应用这种"以貌取人"的恶劣的社会压力传播正能量，迫使人们对生活拥有一种更加健康向上的精神态度。可是不行呀，这茫茫人海中有着另一群充满爱心的人，争辩着"以貌取人"是肤浅的，人的美重在内心，一个人的气质更重要，内在美能使人更加幸福、健康、成功。

完了，大家搅和了半天，翻天覆地的，反正也没有吵出个结果。"来，吃吃吃，我请你一顿。""你怎么那么小气呀，该请客了吧。"全国人民反正平均下来肚子是越来越大，看看这众网友，尤其是年轻一辈，都注意到别人的几何形状，注意到别人的大肚子。尖心别人，"怎么不少吃一点，怎么不多动一点。"因为眼睛长在自己身上，说到几何形状，看别人容易看自己难，咱们大家差不多都在干着同样的事情。最后吧，那种"以貌取人"的社会压力，和那种照顾肥胖者情绪的爱心，实际上都在干着同样的一件事：全都是对肥胖问题的空谈，没让任何人把大肚子小下来。

好，下面我们来看另一种方法，既然几何的方法不行，还是建一个数字的尺度吧。把几个数字一量，来点小小的运算，如果这结果跟幸福和健康看起来有着直接的尖系的话，这个咱们老百姓容易理解，数字还是比几何形状看着更科学一点。事情很简单，就是那么一个道理，没有科学，你就没有办法把减肥搞得很科学。

幸运的是有一个很容易测量很科学的指数，就叫"身高体重指数"

，据说，这个指数跟医疗卫生的花费、人的健康状况都有密切的联系，也就是说，可以影响到人的情绪、面貌、幸福指数、仪容外表、自尊心、自信心、跟陌生人谈话时的装B-bility、
跟客户谈话时的那牛气，还有许多许多别的神奇的东西。

说到测量身高体重指数有多简单呢，这就量量体重除以身高的平方就行了。算出身高体重指数以后，到网上一查，你就会知道你的身高体重指数是不是处在健康范围之内。到现在你该知道了，我们所推崇的是这第二种方法，是用可测量的数字，而不是用模糊的几何形状，在你未病之前衡量你的健康和幸福程度。

如果你有着健康的身高体重指数，你可以拿着一种向上的态度，四处游说告诉别人，大家日常生活中还是有奋斗目标的，至少吧咱们也能自己安慰自己，"瞧别人摸爬滚打的抢个什么，争个什么呀？！我虽然没本事吧，但没把自己肚子搞大。"

还有一个用身高体重指数指导健康工作的好处是，当减肥减到一定程度了，我们就不用为减肥而减肥了。如果你的身高体重指数已经到了健康范围的低限，再往下减肥，那就可能营养不良了。

减肥是一个循序渐进的过程，别逼着自己太难受了，如果你感到头晕、想吐，或者有别的不舒服的病症的话，那就该先停一停，三思而后行。只要你保证你还接着行，而且行走的是朝着那个健康的身高体重指数的方向的话，总有一天，健康和幸福，还有所有的副产品，就会像"白天过了是黑夜，黑夜过了是白天"一样，肯定会来的。没必要为了要瘦，要苗条，你就拼命地折磨自己，而且急，想马上看到结果。我们工作的最终目的是为了健康和幸福，不是为了无休止地减肥和饿死自己。

让我给你捏造一些统计数字吧，雇员们，健康的身高体重指数，从而延伸到雇员们的健康状态，也能够为雇主们带来更多的收益。"女士们，先生们，请看这个例子吧，就是区区在下我本人。"我除了我自己最喜欢什么颜色，我的生日，还有我今天早上吃了什么，我还统计了关于我的两件事，第一，我老板给我的每年一次的常规评语里面，还没说过我坏话，这至少让我的工资跟着通货膨胀，和大家的一块那么滥竽充数地往上升呀；第二，我好几年没请过病假了，这当然也得谢我的老板，体检和洗牙，那时我都吃了很长的午饭。但开小差，他没给我算病假。不管怎么说吧，统计上说我就是好几年没请病假了。

当然了，人不能太得意忘形了，关于这第二点，我要是话说得太满的话，也许我明天就能得一人类历史上最重最重的重感冒，"哗"的一下，我就得请十天的病假。做人还是低调一点好。

从我的家庭病史看，我其实没有很好的基因，在同一代人中，应该不是我来创造长寿记录，但是，作为一个来自第三世界的边远地区，有时被人称为第三世界的第三世界，也就是第九世界培养出来的孩子，我一直觉得长身体的时候没吃饱，到了今天，我对粮食都有着一种崇拜的态度，不可想象它会是一种慢性毒药，能把我吃死。如果有一天我死了，死于很多病因，甚至死于一些奇怪的滑稽的事故，我都能欣然接受，但如果我被吃饱了撑死了，这样的死亡对我的一辈子就太有讽刺意味了。

想着上大学的时候，三十来斤粮票得省着花的日子，我怎么能够死后让我的墓碑上刻着这些字：此处躺着一哥们，一辈子绝大多数时间都有个平平的肚子，有的时候，肚子还凹进去，可令人悲痛和催人泪下的是，当他实现了他的美国梦以后，或者中国梦吧，住在一个不用为粮食短缺而发愁的国家，贪吃使他失去了理智，他最后死于摄取了过多的粮食，比同龄人都死得早了很多。

呜呼哀哉，这实在是可以官方定义死得有点冤的一种死法，而且那么多字刻在一块石碑上，字太小了，可能大家还看不清楚。

6 意志

天呐，在今天这个世界上，坐办公室出来混的，要想不发胖还真不容易。环顾四周，这上了年纪肚子小的还真难找。肥胖能够导致许多无法根治的疑难病症，而且，这些疑难病症还显得很有学问，想用英语发音，它们都还带拉丁文，这些单词都不好念。到谷歌之类的搜索引擎上去找吧，肥胖可能导致的隐患......唰，搜索结果一大堆。你要看下去，这种结果累计好几十页，都整整齐齐地印在显示屏的下方，当你点击好几十页的最后一页以后，显示屏的下方又整整齐齐地排列着下面好几十页的页数，这肥胖导致的疾病太多了，数都数不完。

人胖了就容易使身体里面显得拥挤，压力大，空间少，就好像花园里浇水的橡皮管子一捏，水压大了。肥胖的人身体里面肉多了，对血管一捏，血压高了。人活着就得新陈代谢，身体里面每时每刻都有旧的细胞死亡，新的细胞分裂。正常情况下，这细胞分裂进行的过程好好的，肥胖了，边上一挤，这下好了，分裂出癌细胞了。肥胖所能导致的疾病那听起来是可以吓死人的，而且，我们说的这种"死"是真的到火葬场那放哀乐的那种死，可不是在用比喻句的修辞方式或者夸张的表现手法。

随便挑一个肥胖引起的病症"糖尿病"来说一说吧，也不清楚肥胖怎么把"糖"和"尿"混在一块了，反正这个病很难对付，据说，这个病缠上某个人它就不离开了，患者可以在某种程度上，通过每天的定时定量注射胰岛素，减轻病情带来的痛苦和各种奇怪的不适的感觉。但是，在这有生之年呐，即使你从小见到打针就说"怕，怕"，以后，你也得学会自己对着自己下狠手了。我身边得了糖尿病的同事告诉我，你要想不打针的话，要么你钱花完了，要么你命玩完了。说这话的语气跟劝诫人远离毒品一样严肃，"毒品!!!哇噻，这个问题严重了。"英语里面，药品跟毒品还真一单词。

在没发胖以前，大家都没意识到，听这种过来人的哥们说，好像发胖了跟犯罪了一样，吓我一身冷汗呐。正常人吧在做肯定要后悔的事以前，若已经看到了严重的后果，就不会去做了。我亲眼见识了糖尿病给身边人带来的种种害处和不便以后，开始立志与带来这种疾病的根源作斗争。

在斗争中常听西方的军事爱好者们说有那么一个叫"KISS"的斗争原则，据说这条原则效率很高，威力很大，翻译成中文，意思是"深刻的道理得说得浅显易懂"，这样，战士们执行起来才能彻底地体现中央军委的精神。一点两面，三三制，四快一慢，数字太大了，广大指战员就不太好记。若引用德国军事爱好者的发言，那就是：战争中每一件事情都是简单的，但是，最简单的事情是难做到的。这引用的不是一般的德国军事爱好者的话，这话出自于冯克劳塞维茨的《战争论》，这位军事理论大师说的是，战争中要达到的目的是简单的，刺刀见红嘛，白刀子进去，红刀子出来，但是，战争中实际上做每件简单的事情的时候，都会发现来自各方面的阻力，就好像人想在河流里面做一个简单的步行这样的动作。几点到某个地方，跟某个兄弟部队汇合，这样简单的事情，由于各种各样敌方我方的原因吧，大家在战争中经常是说得到做不到的。这也就是

人们常说的 "计划赶不上变化" 嘛。

进军大肚子的计划也是简单的。人的大肚子是由于身体中的热量，也就是卡路里的堆积形成的，少摄入能量，多消耗能量，也就是少吃多动，肚子就会小，就这么简单，听起来比 "刺刀见红" 容易多了。但是，人家德国的冯大师说过：每一件简单的事情做起来都是很困难的。另外，还有很多别的大师在那儿天天宣传：吃什么健康食品呀，喝什么减肥茶呀，再加上用哪一套健身仪器呀。人家这些大师说的也不都是完全没有道理，写了论点，没有论据，谁能混得上 "大师" 的牌子呀？！写论说文，中学老师还是教过的，当我们看了所有的论说文以后，最后觉得吧，肥胖──尤其是全国性的肥胖──这么一种复杂的问题，其实还是像冯大师说的那样，是一个简单的问题，就是大家现在吃得多了，动得少了；身边的美食诱惑多了，对自己的约束少了；卡路里积累的机会多了，消耗的机会少了，就那么简单。

这二十世纪完了，二十一世纪来了，大家喜欢谈遗传、谈基因，认为谁会不会肥胖那是先天注定的。有同事问我：你有没有见过肥胖的亚洲人呀？我听了这话我觉得，这帮哥们怎么好像是在那儿自己对自己种族歧视呀。乍一听到他夸中国人基因好，我高兴坏了，可遗憾的是，再看看卫生部的统计，中国人超英赶美，哗……奥运会奖牌总数；哗……GDP总量；下一个，哗……体重超标人口，全排到第二了。

这人要富裕了，不管什么种族、什么基因，你叫人吃饱了就" 别!……别!……别吃!!!"，这还真不容易。在电视上看那吃热狗比赛，不管是冠军，还是选手，看着都可以来自各种民族、各行各业、各种性别。

再自我批评一下吧，我觉得我基因就不好，只要不节制的话，马上发胖。有一次回家乡度假一个星期，回来长胖了八磅。人一般这个小时候爱吃什么就改不了，只要管不住嘴，再加上有钱有时间买吃的，那可不得了。另外，有一次我一个星期长了十磅，因为换工作了。前一个工作，每天下公共汽车以后得走二十分钟，在市中心的高楼里边才到办公室；新换的工作，每天停了车，走进这个郊区的矮矮的办公楼就行了。

从那以后，我领会到，基因对于决定人是否肥胖来说，有着那么一点促进作用，但是起不了决定性的作用。一个人究竟老来瘦，还是老来胖，最终是由什么决定的呢？伟大领袖毛主席教导我们：决定战争胜负的因素，最终是人而不是武器。而且再进一步的考虑，人的各种因素中，连基因都起不到决定性作用，那剩下的起决定作用的因素便是人的意志。

只要你有足够坚强的意志，不怕改变生活习惯、生活方式，每天少吃多动，不拘泥于形式的少吃多动，有那么一股子"不管白猫黑猫，只要抓到老鼠就是好猫"的劲，不怕世俗的冷嘲热讽、讽刺打击，就是要坚持少吃多动，那么，你最后减少体重、减小肚子的壮举是一定会成功的。

下面我就大概地讲一讲我减肥中的几个重要步骤，供你参考，欢迎您根据自己所处的地方、环境，适当地调整、修改。为什么你需要适当地修改呢？关键是要根据自己的情况，循序渐进，别难为自己，别折磨自己；关键是要保持"进军大肚子一定要进行到底"的意志，不要让太多的困难把你的意志给磨掉了。

21

7 阴谋篇

站立、行走、勒紧裤腰带

我每天上班的时候，站立和行走的时间加起来能有3～6个小时。相信进化论的人认为：人是直立行走了，才变成了今天这个样子的；相信创造论的人认为：上帝设计人的时候，没有把人设计成一种一坐一整天的动物，甚至都没把人设计成一天大部分时间都是坐着的动物。

我生长在一个农业国，小的时候很少看见农民挺着大肚子的，现在坐办公室了，放眼望去，情形就大不相同了，连我自己的肚子都觉得像一个橡皮球一样老是想往外蹦。

座椅

听起来好像不那么直观，但据说是，人坐着的时候对脊椎的压力比站着的时候还大。在人类从猿到人的过程中，这历史书上的人们一般都站得比现代人多，或者是趴着吧，反正坐得比较少。人类后来不断地进步，发明了许多新的交通工具，但不管是骑牲口还是坐牲口拉的车，都需要身体的各部分用力，才能在交通工具上保持平衡。不管怎么说吧，我们的祖先，我们的前辈，在他们的日常生活中，总比我们现在这样车来车去，然后坐办公室，消耗的能量多得多。

有的时候，听身边的同龄人谈起现代科技给人类现代社会带来的两大毛病，一个是肥胖，一个是近视眼，看起来还真有那么回事。我们小时候，"眼镜"、"胖子"这样的名词都可以拿来做人的外号了，因为在小孩里边戴眼镜的很少，肥胖的小孩跟今天也没法比。看看今天的年轻人，和正在成长的下一代，到高中毕业还能不戴眼镜的特别少；年轻时候，胖孩就多了，年轻时候不发胖，到了中年以后也没法控制住了。

近视的问题，咱们就不谈了，患上这种毛病，在过了一定年纪，除非冒险去拉一刀子，没法纠正了。但是，肥胖的问题，到了进入工作岗位的年纪，虽然难一点吧，仍然是很有希望纠正的，但是要记住，越晚越难纠正，越晚纠正越费功夫。

要纠正我渐渐发胖的体型，我第一件要干的事，是把"坐办公室"变成一个"站办公室"的工作，自己给自己罚站，希望老板不为此罚我的款。这是一件很有讽刺意味的事情，大家去接受高等教育，增长阅历，就是为了得到一份将来"坐"的时间更长的工作，一份更加能够毁坏我们健康状况，使我们短命的工作。这样，我们身份地位提高了，拿的工资多了，肚子也大了。

　　到底是哪个聪明人发明了这个坐办公室的概念，完全忽视安全生产、环境问题，更不用说考虑到慢性病和职业病的防治了。"不是我不明白，这世界变化快"呀。发明那种坐办公室工作的哥们，可能出生在工业革命以前，谁能想到生产力有一天发展到现在这样，能有那么举国上下，一个一个写字楼，一楼一楼的人，成天坐着，也不怎么动，生产力呀，工资呀，都还高得要命，比那"锄禾日当午，汗滴禾下土"的生产力简直不可同日而语。在这种肚子贼大、后工业化时代的现代社会里，大家都不怎么想"闹饥荒"究竟是个什么概念。

　　回头接着说，怎么把"坐办公室"的工作变成"站办公室"的工作。首先，可以把椅子一推，推到办公室的中间，围着它走两圈。我们公司这电话还不错，耳机和话筒都有无线功能，老板有远见，我可以一边打电话，一边遛弯。有时，看着别的同事们虽然也有这无线功能，但他们还坐在那里打电话，心里面为他们遗憾，坐那椅子真是容易上瘾。不过，多遛几圈以后，觉得这站着说话不腰疼，活血顺气以后，我每天不管吃没吃饭，我都在这饭后百步走。这站着还可以走一走，更让我上瘾。

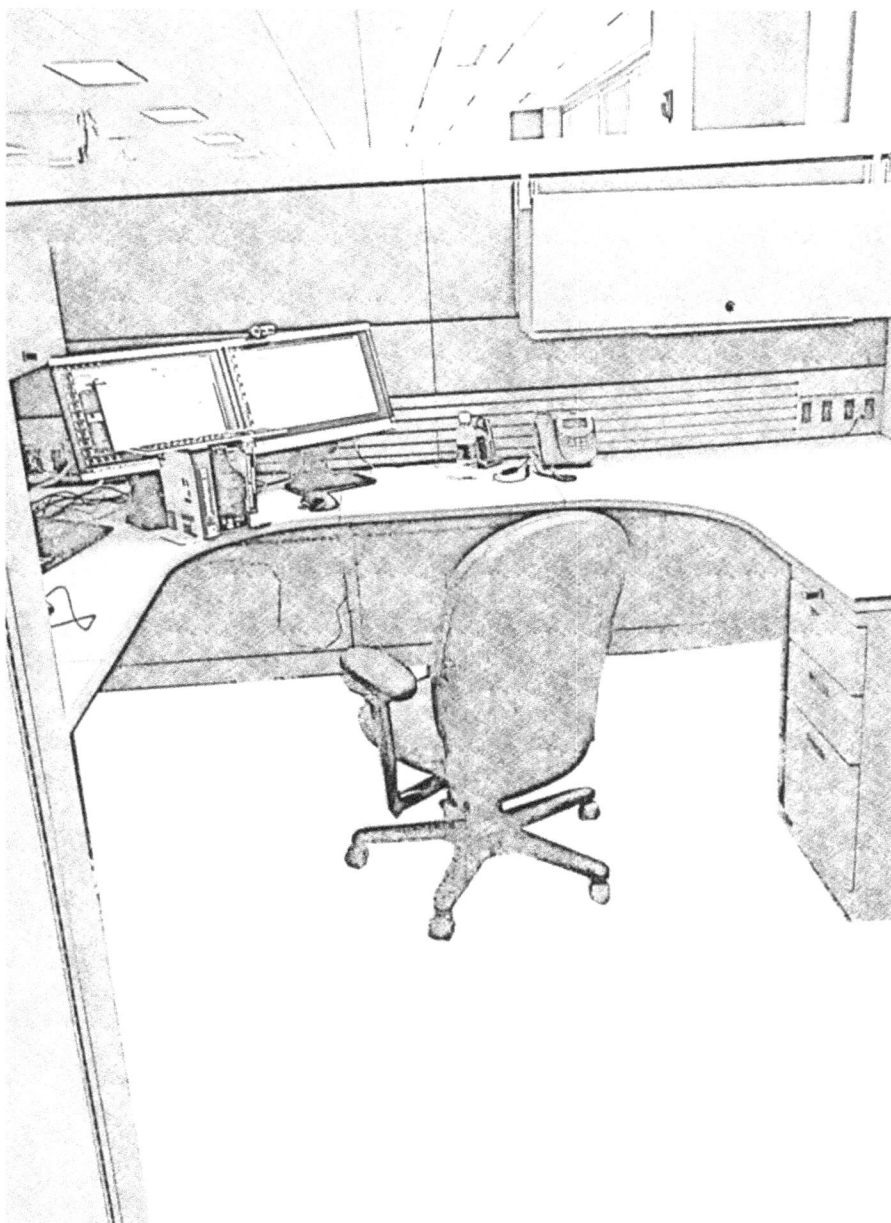

插图一：（道路是漫长的, 路漫漫其修远兮）

走一走，看一看；看一看，站一站之后，我开始觉得，虽然说，坐办公室的人老惦记着要坐，而且，这种留恋坐的情节非常有损于健康，但我们还是在那里接着留恋。在办公室里，那电话一座式电话，电脑一座式电脑，办公室里当官的一主席，席子干吗的？席地而坐的，不真坐那席子，第一把手坐第一把交椅，第二把手坐第二把交椅。

让我们看看真正有智慧的领导和办公室工作人员是怎么处理桌子和椅子的吧。我曾经有过一老板，每次想要跟谁谈话的时候，只要找的人在步行距离范围之内，他就绝不打电话，踱着他的逍遥步，非常贼地出现在别人面前，看着别人的眼睛说话。据说，这还是从亚伯拉罕·林肯那里学来的、久经考验的、务实的管理方法。在他步行的转悠的过程当中，还到处赢得人气极高的赞扬。为了突出本书的中心思想，我必须得说一句，我的这位领导，体型一直保持得很好，肚子没变大。赶紧记下来，这是真正"古为今用，洋为中用"的智慧。

榜样的力量是无穷的，跟着好榜样学，我发觉在办公室里经常地走动走动，能给一个办公室工作人员带来许多许多的好处。比如：有的时候，心情不好吧，出去溜达溜达，看见一些奇怪的家具呀，新买的设备呀，或者窗外办公室旁边的风景呀，诶，慢慢的，人就变得开朗。如果你想在单调常规的小职员生活中，找出一点幽默感的话，听听同事们之间的互相背后议论，一定会让你"笑一笑十年少"，青春永驻。

我相信，许多关于办公室生活的电影、电视，以及文学作品，生活素材都是让勤劳的、喜欢闲逛的人们搜集起来的。（但这，我是随便说说的，不敢肯定哟。）在办公室里，要想听到人们嚼舌头，那是可遇不可求，最有效的办法，就是睁大眼睛，竖着耳朵，不经意地闲逛。如果你碰巧了，听见别人背后议论的是你，嘿呀，那简直像中彩了一样。

可是，不幸的现实是，"你谁呀？有那么起眼吗？"所以，你不是经常中彩的，就将就听听别人议论别人吧。虽然，别人没在议论你，但听听同事之间互相怎么说，那娱乐价值还是很高的。显得深沉、内涵一点，到处散播你的微笑，招招手，听见啥也就当没听见。真的，对身体健康和事业发展都有好处。

有时工作需要，你要到另一层楼去找某一同事谈话，下了电梯以后，你发觉，一条路不到十米就到了，而另一条路要走好几十米才能跟这位同事说上话，选长的那条路走。相信吧，朋友，你成天在办公室里，多绕那么几十米路，不会降低你的产品输出量，只会让你在办公室里交际更广，人气更盛，会使你在公司的内部网里有更多人给你点赞，让你和大家都一起开创双赢共利的局面。

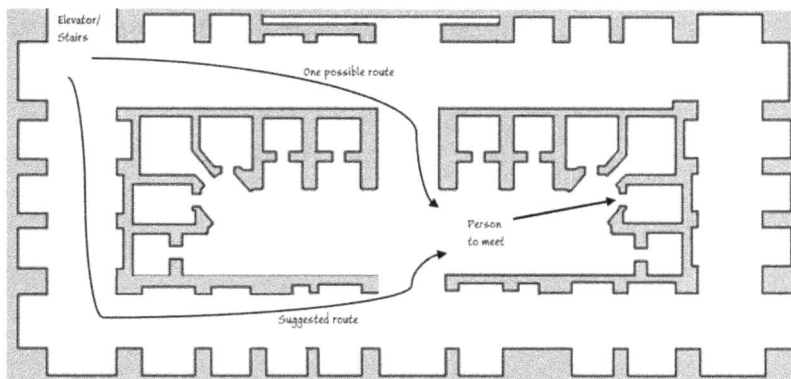

插图二: (优化历险方案)

如果有人对你的生产力和工作效率持怀疑态度的话，请用本书的最后一段，对他给予强烈的反驳。

不幸的是，我的日常工作中，口头交流的机会很少，比起别的同事来，我的会议呀，或者电话会呀，讲幻灯，或者黑板前授课的机会还是比较少。要都有那种的工作机会的话，那我的工作对身体的好处可就真像"野了外了"的那种工作一样。（这是一双关语，不知道表达得好不好。）

我是一程序员，兼职做一写电子邮件的作家，也有人把我们叫做"码工"，当我不是在跟人对话的时候，绝大多数时间在打字。打字必须用电脑和键盘，但没人指定究竟应该是坐着打，还是站着打，我选择站着打字，臀部离椅子的距离最好还是越远越好。

最近，新学到一医学名词，叫"尾椎炎"，好几个办公室里的伙伴们得了这病的，据说，工作性质跟我都一样。听着这病，什么"尾"，什么"椎"的，感觉实在不太好，让我觉得那椅子怎么好像有魔法一样。我得把这办公室里的椅子当作公园里路边的休闲椅，不到走路散步走得太累的时候，不能在上面坐。

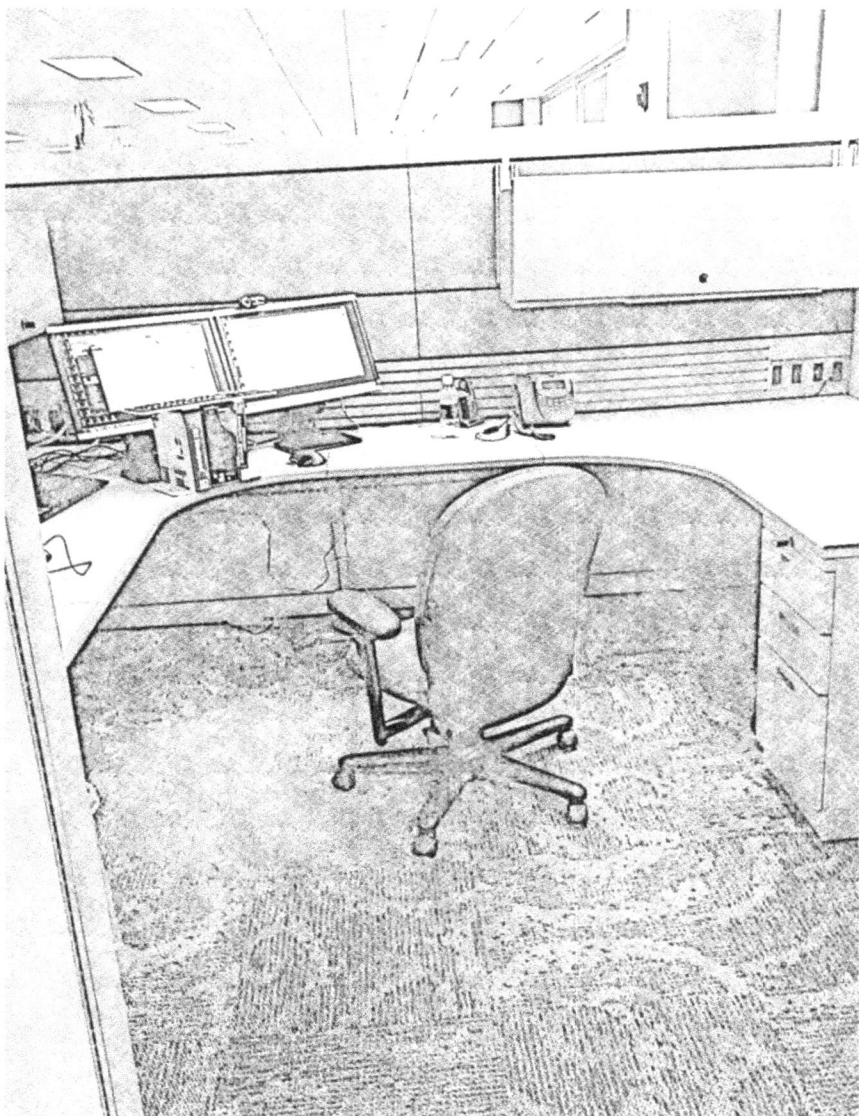

插图三：

（ 小心，坐这个椅子，会让你有批评和自我批评的欲望 ）

当我不把椅子放在中间的时候，我可以把它推到一旁，这样可以有更多的空间散步，走一走八字形，或者之字形。

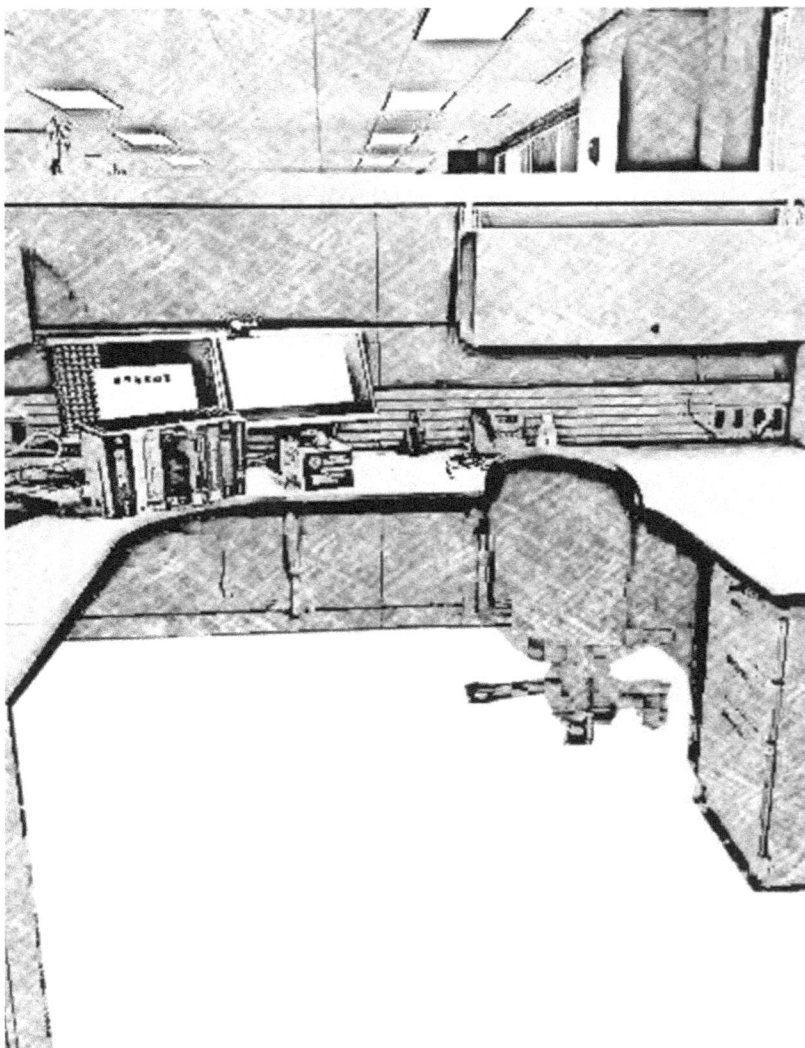

插图四:（这简直像哥伦布发现新大陆一样。）

键盘和显示器

既然我不想把"站立工作"这件事闹得太大，就没到人事部去找他们要一个站立高度的书桌。

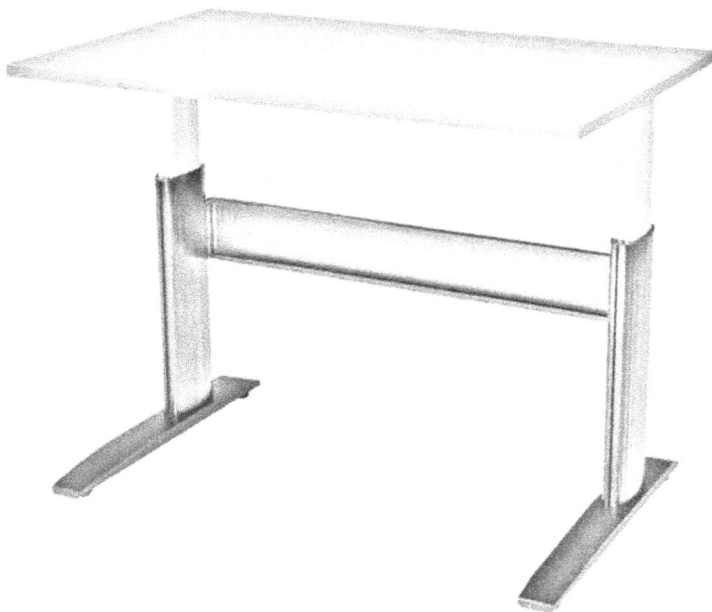

　　我也没有去找他们要一个可以把一般书桌转换成站立高度书桌的小台子。

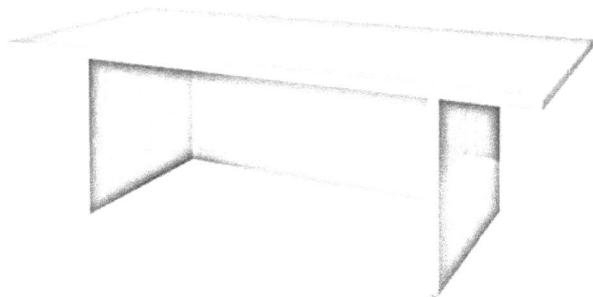

我们公司还是比较以人为本、人性化的，人事部的政策是这样的：拿医生的证明来，患了尾椎炎、糖尿病、超胖之类的慢性疾病以后，公司可以给你配一个站立高度的书桌，或者给你配一个把一般书桌变成站立高度的小台子。可那样的时候，你病都病了，你找谁去"上医治未病"呢？！

算了，再高明的医生给我开这种家具的处方，我也不要了。要干掉大肚子这种凶狠的敌人，与其去投神医安道全，不如去投山东及时雨。还是未雨绸缪，自己把桌子给架高起来。

其实，那种永久性质的站立高度的书桌也不一定是很好的家具，你想想，如果你有那么高一桌子，工作累了想坐坐，怎么办呢？只好停止工作。实际上，最好的工作书桌是一张高度可调的。那样的话, 站起来，坐起来，都能在上面看书、写字、打字。

有时，某些极端的健身爱好者会想出一些极端的办公室健身法，他们除了建议书桌的高度应该提高到适合站立高度以外，还建议在站立的地方放一台跑步机。哦，对这样的建议，我们一般都说"淡定，淡定"。

对一个活生生有思想的跑步机来说，它的问题是你不知道它在想什么。当你把这速度、倾斜度调好了以后，这跑步机它就开始自己转自己的了，你一个不留神，这跑步机跟阿贵一般"手提钢鞭将你打"，你说你怎么办吧？！说得实在一点，你要不能够用脑电波控制你的跑步机的速度和倾斜度的话，你真是很难一边走跑步机，一边工作。当然了，如果你想演滑稽戏，或者故意激怒老板、戏弄同事们的话，那是另一回事。

在现实生活中，想在办公的地方，即使是安装一台跑步机，你若不是自雇、在家工作，或者位高权重的话，想装一台都不可能。换句话说的话，如果你是那三种情况的话，你成天在上班的时候跳广场舞，谁管呀！

对于广大的办公室职员，我们建议还是采取一种低调的合理的健身方法。跑步机实在太显眼了，不够低调。我们想给你推荐的健身方法，想让你变得独特和与众不同，但不想让你成为一个奇葩或者疯子。

路漫漫其修远兮，我上下求索了半天以后，发觉最简单的办法，是去办公室里找一些大家压书架的旧书。这电脑技术更新真快，在办公室里，想要找以后大家再也不会去用的书，什么款式，什么颜色，什么高度，软硬如何，什么形状，都有，一抓一大叠，想要调多高就多高。

我给我的键盘搭了一小台子，想给我的鼠标也搭一小台子就更容易了。

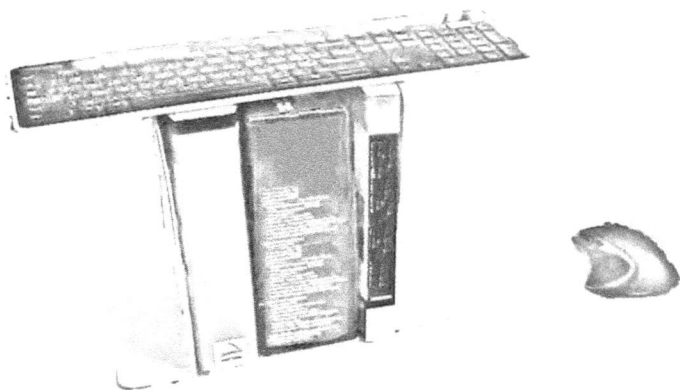

插图七：（我把这叫做高科技的象牙塔。）

下面说到显示器。我惊奇地发现，所有形状扁平的显示器，你若想把它调得面部微微朝上的话，诶，还很容易。可能，这些显示器的生产厂家已经先知预测到了，有一天，会有像我这样的办公室职员，厌倦了亚历山大的流着汗水、默默地辛苦打字的生活，会响应毛主席的号召，"中国人民从此站起来了"。

当然了，也有可能，就是这些显示器的制造厂家想炫耀一下他们的机械设计，以及齿轮的运动范围。但是，更神圣的一种推测是，在健身保健的历史长河中，曾经有过素食主义者这么一种历史悠久、规模空前、影响深远的宗教活动；今天，如此众多的轻轻仰起，面部微微向上的扁平状的电脑显示器，是否传达着神对新时代"战(站)士"们的召唤？

时代是否在呼唤"战(站)士"们站起来，陪一陪素食主义者？这样的千秋大事，只能后人去评说了。

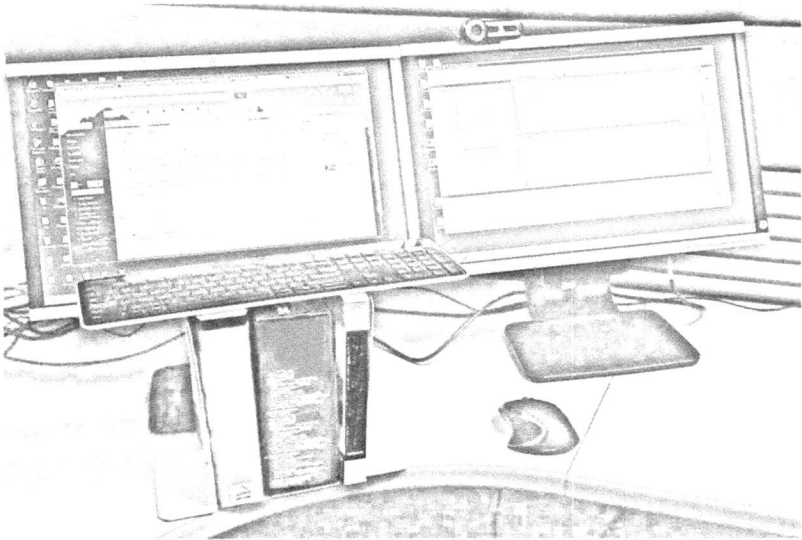

插图八:（我试着抄袭达芬奇的草稿。）

行走

我最喜欢的一句李小龙的名言是：哥们，上善若水。

办公室里一块小小的方格子让人很难放开步子行走，解决这种难题的方法是装成练太极拳的。其实，迈开这种曲线的步伐，或者走来走去走"之"字形，都比走简单的直线对身体更有好处。

你要是今天乘坐国航的飞机，飞那么一两条越洋航线的话，就会发觉，在飞机上电视里也教你练太极拳。到目前为止，还没听人说过，有人在飞机上为练太极拳打起来的，或者因此成立拳击俱乐部。这都说明，练练身法、步伐不需要很大的空间。

老话说：拳打卧牛之地嘛。经常在有限的空间里练一练行走不规则的步伐，能让你锻炼锻炼身体中很多许久不用的肌肉群，都能使你焕发青春，增加那么一点逆生长的因素。

缓慢的太极拳的动作是不会伤到他人的，也不会伤到自己。我小时候跟同龄人一样，一直很好奇：为什么太极拳跟别的武术看起来就是那么不一样？那么慢慢的动作怎么能够消灭敌人？后来长大了，才听练过的人说，太极拳要打快了（其实，你什么动作只要做快了），那就能给敌人致命的打击。

所谓练慢架子、快架子、低架子、高架子，咱们要进攻自己的大肚子，这得用慢架子,低架子，这对我们的身心是一种放松和调节的运动。

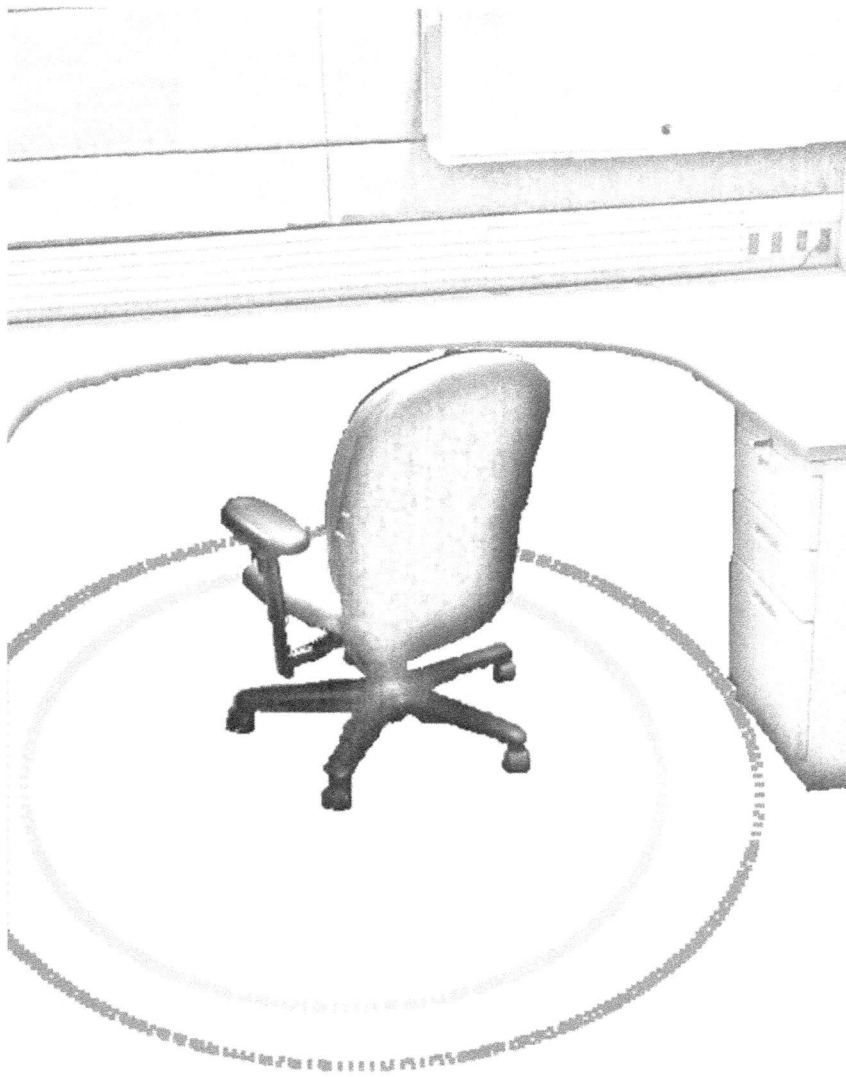

插图九:(未经证实的科学理论:办公椅坐落在银河系的中央)

既然我们不再坐办公椅了,那就围着椅子绕圈。不累,就接着行走;累了,就坐在上面休息一会儿。这办公椅像公园里的一把椅子一样,至少你应该把它想象成是那么一把椅子。

但是，在办公室里行走，面积小，你很有可能很快就晕眩，而且，陡然增加运动量的前几天，你还有可能脱水，这都是不好的。尽量防止头晕和脱水，这样，你才能坚持下去，继续在办公室里那一小片属于你自己的空间行走。

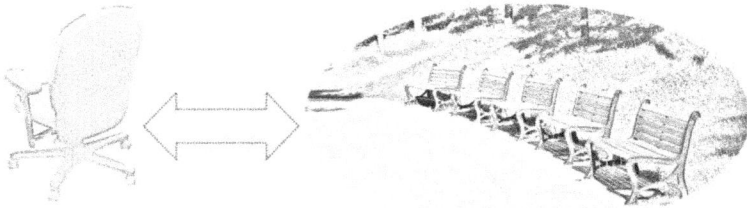

插图十：（去公园的时候别带着办公椅）

当你在办公室里像小彩旗一样步行越来越多，同事们对你老绕圈子也见怪不怪以后，你可以开始扩大自己的活动范围，把椅子推到边上，可以迈步大一些，时不时的还走到过道里，走走停停，你可以停的成分渐渐减少，直线、曲线、之字步、人字步，还有各种能想到的随机的步伐，只要不是走得太出格，分散别人的注意力，慢慢地都可以变成你在办公室行走的一部分。

你还会发觉，有同事也跟着你的脚步在那儿开始走，我数过一个、两个、三个、四个哥们（在办公室说哥们，其实也包括了姐们），现在，上班的时候也不怎么坐了，老是在那儿走。太棒了，这是群众性的体育运动呀，还会传染。

　　如果你幸运的话，有那么一个靠角落的大办公室，那你在办公室里行走的步伐可以很少停顿，计步器上面的读数也会更加准确一点。计步器上准确的读数往往能够鼓励步行者以更加积极的态度和饱满的热情坚持行走。

　　如果你跟我一样，不是当官的，从这边到那边是三步，从那边到这边是三步，也不能说就完全没有办法坚持步行呀，只要想保持革命战争年代那股精神、那股热情。人家想把牢底坐穿的人都能找到办法活动，何况我们坐办公室的呢，重在坚持。

　　在那么三步乘以三步的空间里，如果没有创新，老围着椅子转的话，很快就会头晕；可是，如果你发挥想象的话，你能走出很复杂的舞步来。对了，舞步，而且不是简单的舞步，连探戈的舞步，你都能在办公室里走出来。

　　不过，真要走探戈的话，小声点，动作慢点，再高兴也别让人看出你在办公室跳舞。涨工资，你可以偶尔来么两下，即使那样，群众影响也不好。只要你每个动作之间隔它个两秒钟，或者隔它两个两秒钟，动作别做得太连贯了，别说跳探戈，就是芭蕾，别人也看不出来，以为你伸懒腰呢。

　　时间久了，同事们知道你好动，好动好动呗，谁有那闲心看你干么呀，大家都得混饭吃，手里都有工作，压力山大呀，谁有闲功夫管你怎么样跟你的大肚子在那儿打持久战呢。

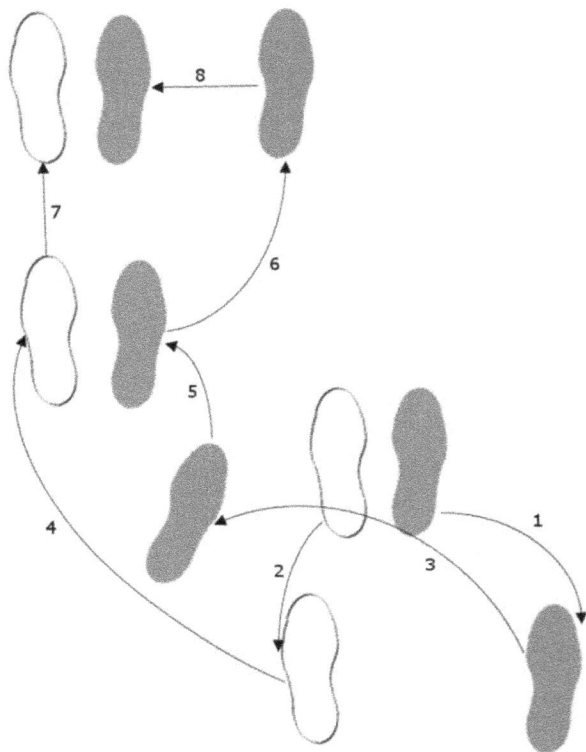

插图十一：（十转五探戈，俱乐部里最精彩的舞步）

如果你讨厌跳舞，而且觉得舞步这种东西是极端分子的馊主意的话，你可以简单地就向后步行。当然，如果你向后步行，又不往后面看的话，容易撞到东西。怎么样往后看呢？这有讲究。

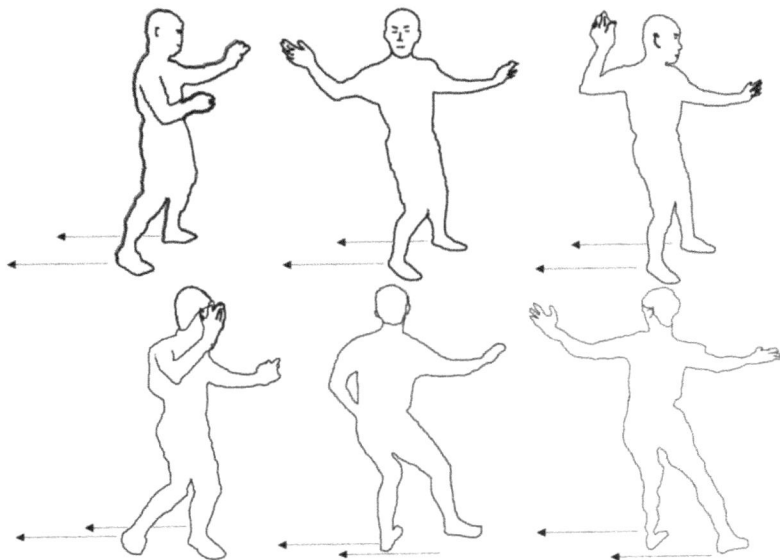

插图十二：（好看吧，我自己瞎编的武功招数）

也不知道这陈式、杨式、吴式，还是什么太极拳，它有这么一种"倒卷肱"的姿势，让你左右手向后划拉摇摆，眼睛也跟着手往后摇摆。走路不看路哪行呢，这样你就能看见向后走的路了。

你跟着我画的那几幅插图向后走，体会体会，很快就掌握要领了。掌握了要领以后，你用这种招式在办公室里走路的时候，别真的手摆来摆去的。手要真摇摆起来，在有限的空间里很有可能打到东西，还有可能招来人事部的管理人员。

上面说了那么多，主要是为了让你向后退行的时候，犹如脑后长了一双眼睛。眼睛长好了，就注意你的脚步，练的是步伐，不是手法。即使手臂没有动，这向后步行也是很锻炼人的。

如果你向后走的时候，虽然没有甩手，但是甩甩肩膀，你的脖子自然在"左看看，右看看"的过程中已经动起来了。整个一套动作对颈子、对后背都有一点好处。你要是个长期打字的，你会知道，锻炼这些部位有多重要。

当你练够了"倒卷肱"（也就是向后行走），休息一会儿，向后回头的时候别太猛了，把脖子给拧了。不管练什么都别太猛了，要遵循"循序渐进"的原则。

跟大肚子开战是一场长期的战争，得有思想准备，赶得上历史书上写的那些什么七年战争、三十年战争，或者一百年战争。算了，无论如何是赶不上一百年战争那么长的。但是，无论如何不会像二战中的"突出部战役"那么一下就完事的，得打持久战，不能搞速胜论。所以，最好不要一开始你就进医院了，或者受伤了，或者牺牲了。

每天要想定量地知道你在办公室锻炼到底烧掉了多少卡路里，买个计步器还是挺好的。计步器是某种神秘的人物发明的某种神秘的装置，很多时候，你步行了许多许多许多许多步，计步器神秘地记下了许多步。

不管你买多好的计步器，计步器记下的数字不可能百分之百的准确的，但一般来说，计步器的不准确有一个好处，这种不准确绝大多数是步数偏低。这样好呀，你再多走几步，才能达到你想要的目标，多走几步对身体有好处。再者说了，计步器不准，你可以把"每一步烧了多少卡路里"那个转换指数调高一点，这样，你一计算下来，觉得"诶呀"，自己每天真得烧了不少卡路里，一下，你下次锻炼的积极性就大大的提高了。

这种自欺欺人的心理作用真的是很有效的，医学上叫"安慰剂效应"，或者"假药效应"。我是坚信，一个计算的公式只要搞得很复杂，即使其中每一个测量的数据都有误差，但是，误差和误差之间，正过来负过去，正负抵消，最后得出来的结果，大概也就那么差不多，反正总是好像也就那么回事吧。

这种身心互相感应、促进身体健康的效果那可是真实的。

有的时候，你在办公室练倒着走太多了，可能脚和膝盖都会有点酸，这种时候是绝好的时机，你该坐下来休息休息。我们是建议你在办公室里锻炼身体，没建议你在办公室里毁坏身体。

膝关节是很复杂的一个器官，坏了以后不容易修复，膝关节坏了的人，那是有正当的理由应该坐下来，不要再锻炼了。

让人进退两难的是，不再锻炼了，怎么才能恢复健康呢？

对于膝盖还没有损害很严重的人，可以试试这么一个小诀窍：迈步子的时候尽量迈小步子，走路的时候像游自由泳那样，以大腿带动小腿，使膝盖部位保持微微弯曲的自然状态，感觉走路的时候，身体的体重受力部位是在大腿、胯、腹股沟这些部位。这些部位都比膝盖结实多了，而且，组织容易再生。

如果在办公室站了、走了一天以后，感到大腿、胯部的肌肉酸疼，那应该自己夸奖夸奖自己，运动的效果达到了。如果锻炼完了一天以后，脚底板或者脚后跟疼，那可能应该多坐坐，休息一会儿，但是，还是可以循序渐进地加大运动量。如果站了、走了一天以后，膝盖疼，那可得小心了，看看能否调整一下姿势，彻底消除这种对膝盖的损伤。

站立

前面我们提到过站立高度的桌子，下面我们来讲一讲站立着的大活人。

站立，尤其是要站很长的时间，保持身体平衡很重要，而且，这种平衡最好是一种身体动态的平衡。若让全身的重量老偏重于身体的某一部位，那那个部位很快就要么酸了，要么僵了。

想要在办公室里一站一天，或者站个大半天的，最好先想想要练哪几块腿部肌肉。站立虽然不像跑和走那样消耗很多能量，但还是比坐一天办公室要更加减肥的。（对了，另外对脊椎的压力也会小一点。）

还有，站立能够减轻工作压力。对于这样的论点，画一个简单的物理学上的示意图就显而易见了。当一个人靠着书桌，坐着的时候，身体的中间部位（也就是肚子部位）会出现很多褶子或皱纹，这些褶子或皱纹里边的肥肉，不管是向里挤，还是向外挤，都会使你感到很大的压力。这就是这种叫"办公室工作压力"的慢性职业病主要来源之一。

区区在下，年轻的时候，想在公司里面往上爬，就因为这种肚子间的工作压力，引起了胃溃疡。如今，人老了，失去了所有的上进心，天天混日子，这才开始享受到，人能够有一份"冬暖夏凉"的办公室里的工作，每天工作的目标以健身为主，能腾出那么一点时间来的时候，偶尔不小心也为社会创造一点财富，是多么大的一种幸福。

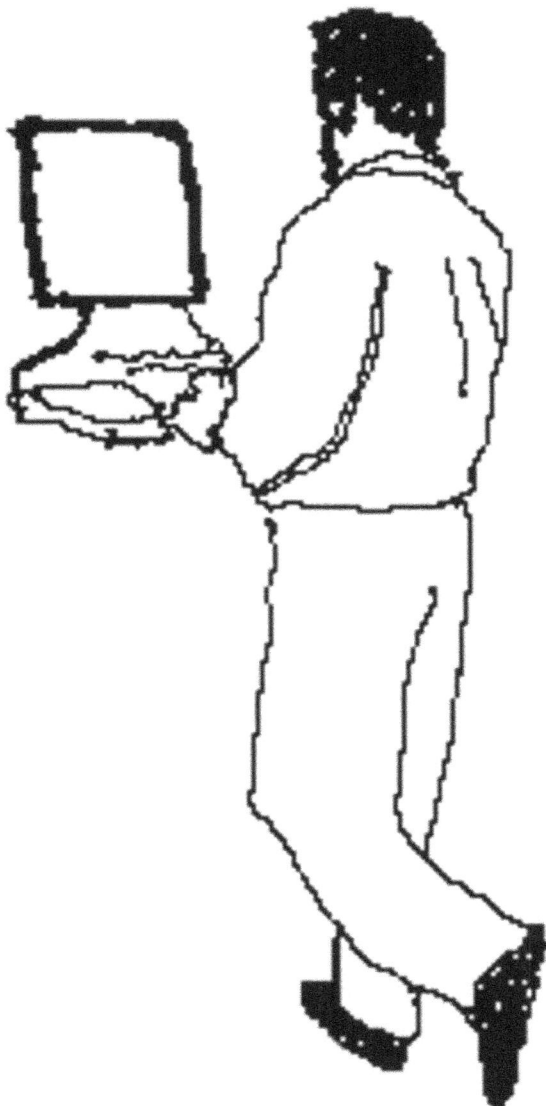

插图十三：（站起来就是挺）

　　据说，有许多事实证明，"站"办公室比"坐"办公室好，即使站着原地不动，也会对身体有好处。但是，说"原地不动"，不是说人完全不动，你可以在原地舒活舒活筋骨，抖擞抖擞精神，平衡一下身体的重心，从左移到右，从右移到左。只要你保持重心还在平衡范围之内，别摔着，这样可以慢慢地找回一点年轻时候身体的那种灵活的感觉。你这身体的重心还可以从前移到后，从后移到前，模仿你走路的样子。这样，虽然你还在原地踏步，但是，在进军大肚子的道路上，已经迈出很多步了。

　　老保持一个姿势站着，会使你的脚下某些部位酸疼，这样也挺好，可以帮你定位脚底板哪几个地方是受力点，以后，你在"站"或"走"的时候，可以注意把身体的重量在脚底板均匀地、轮流地分配一下，这么一来，以后，你可以每天站很长了，好几个小时，而且，站下来还哪都不疼。

　　如果你是那种节奏感特强，听着口令才能踏步的军人，那么，你可以每五秒、十秒踏一步。在办公室里这样原地踏步的时候，还是最好迈小步子，为了保持平衡和安全起见，记住：大步子容易受伤。不管是收不住了，还是拉伤，都是动作太大的问题。实在要做大动作，累了以后最好在你的办公室"公园休闲椅"上休息休息。

　　还有，在办公室里，人们说到打字，其实，真正隐含的意思是：打字以前想一想，然后打几个字；然后再想一想，有什么打错了没有，最后改一改。不这么前面想想后面想想的话，打字打出来的东西质量是不能保证的。

　　这种前面想想后面想想的时候，最适合的锻炼是做做篮球运动中的假动作，一只脚原地不动，另外一只脚前后移、左右移，这比什么太极拳的步伐简单多了，也不用分什么心思。如果，你围着一只支撑脚绕出圈子来的话，注意别头晕就行了。或者绕了一下，或者绕了几下以后，换一只支撑脚，这样也不会头晕。

除了上述步伐以外，中国武术博大精深，还有很多站桩的步伐。大家现在都要自由嘛，在办公室里想怎么站怎么站，只要你注意影响，别大声喧哗，弄出来的声音别太大，找一些不是很高难度的姿势，低调地换一换、站一站，办公室里，谁都不会注意你的。

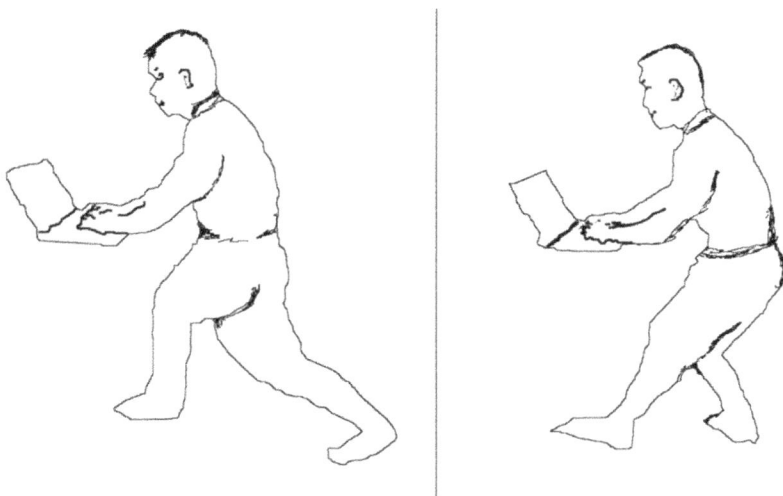

插图十四:（我最常用的两个站桩姿势）

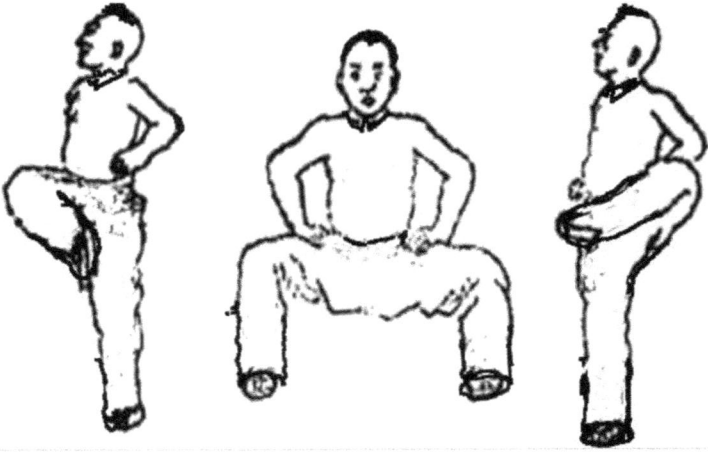

插图十五:

（信不信由你，我这些姿势全试过，但是，手是放在键盘上的，
没有捏拳头。）

当你做这些姿势的时候，试着数一个10～20之间的数，同时注
意平缓地呼吸，使你的关节和韧带同时处在又紧张又放松的状态，
那就很像瑜伽的入门功夫了。

当你刚开始改变生活工作习惯，每天的运动量加大了以后，有可
能在准备下班回家的时候发觉有点累。如果遇上这样的情况，至少
多喝点咖啡，或者在停车场里睡一觉，然后再回家。也可以适当地
减少一点白天在办公室里行走和站立的运动量，过一段习惯了以后
，再循序渐进地把运动量加回来。没人想让你出车祸，但是，一般
白天体力劳动多的人，运动完了以后都会睡得比较好。我们希望你
回到家，再享受这种不失眠的好处，不要在开车回家的路上睡着了
。

循序渐进和耐心是我们贯穿全文的主题，就好像我们不想让你成

为一个危险的马路杀手一样，办公室里的锻炼和健身也没有必要加速太快了，只要你坚持改变生活习惯的方向不变，奔着"少吃多动"的方向不断地进军下去，体重总有一天会进入健康范围的。

俯卧撑、仰卧起坐都是很好的锻炼，但是，没有长期坚持，没有耐心，也没有用。慢性子减肥比急性子减肥容易保持体型。

开始站立，开始行走，让你的身体适应一个新的变化，有时暂停一下，休息一下，再继续往前走，这样最有效，避免欲速则不达。

约束

约束，那是古文，白话文叫"裤腰带"。

绝大多数健身教练会告诉你，减肥练了半天，肚子上的脂肪是最难减下去的。你需要参加健身训练很久，别的地方肌肉已经一块一块长起来了，这以后，身上的疙瘩肉才开始跟你身上的脂肪抢热量，然后才能把大肚子一个小坑一个小坑地挖走。

传说有那么一个故事（它的真凭实据是很有争议的）：美国航天中心花了冷战时期价值好几百万的科研经费，研究一种宇航员们在太空无重力情况下能够写出字来的钢笔。冷战结束以后，与前苏联的航天界同事们交流这段研究经验，前苏联的航天工作者说：他们在太空中写字用铅笔。

这故事到今天，还有许多人在争论，当年的百万究竟花的值不值？怎么花的？铅笔在太空中对宇航员的生命安全是不是有危险？但是，透过现象看本质的话，我们可以看到，许多高科技的难题实际上有着一个简单得不能再简单的解决办法。

但是，冯克劳塞维茨怎么说来着，"在战争中，最简单的事情是难做到的。"我想说的是：在减肥的过程中，如果你想先从减掉肚子上的肥膘下手的话，有谁还能不让你先从勒紧裤腰带出发吗？！

想想也是，不就勒紧裤腰带嘛，听说过没见过，两万五千里；有的说没的做，怎知不容易。我们的前辈里边，女性成员还有裹小脚的。这么想来，为了健康的体魄，还有女同志们为了追求美，勒紧裤腰带，这么一点约束真不算什么。

反封建、追求西方高科技的人们会发现，有一种减肥手术叫"束胃带"，实际操作就是划了一刀，把肚子扒开，然后沿着胃来那么一圈勒紧裤腰带。不过，这么时髦高大上的带子就不能叫裤腰带了，叫"圈胃带"或"束胃带"，叫错了，显得你层次低。说到价格，没上百万，也可好几十万人民币。

我有一同事，超重太厉害了。有一次，保险公司来单位，赞助的常规体检，一看他，这身高体重指数已经超出我们的咨询范围了，去看专科医生吧。医生推荐的最有效的手术，就是这个"束胃带"手术，官方名字叫"可调圈胃带手术"。你看下面那图，可调整的部分就跟我们平常系的那个皮带差不多。

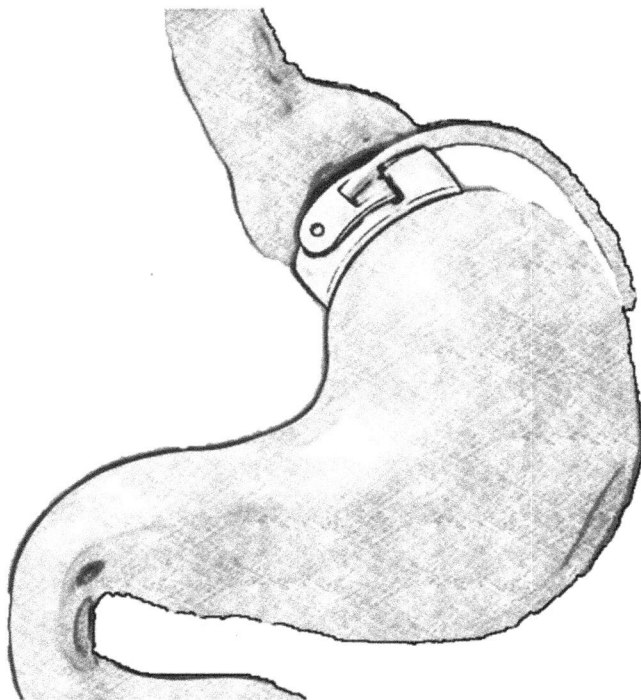

插图十六：（打入身体内部的裤腰带）

虽然说，这个手术的目的就是要在肚子里边勒紧那么一下裤腰带，但是，如果你未雨绸缪、防微杜渐，在肚子还没大以前，就开始勒紧裤腰带的话，可以达到同样的效果。不管在里和在外勒紧裤腰带，原理是一样的，就是对消化器官（主要是对胃）施加压力，使这个器官的容积变小，也就是人们常说的"使胃口变小了"，专业一点说，把食欲减小了。

如果你对自己的肚子施压以后，略微地感到不适，你可以试试我们下面几章要讲的呼吸技巧，还有喝点水，还有想想上面那个图，也能帮助你克服不适的感觉。因为，手术真来了，那是大大的难受，委屈，现在受的只是有那么一点小小的难受。

当你喝了点水以后，再深呼吸几下，如果你开始慢慢地打嗝，那你就可以肯定你的新陈代谢的速度现在开始变快了，胃里边的化学平衡、酸碱平衡在向好的方向发展。

勒紧裤腰带的时候，别一下调整了太多的刻度，因为，你至少还得让这个勒紧裤腰带是一个能够忍受的过程，至少你不希望勒紧裤腰带像真的经历一次手术那么难受。

对于特别超肥胖的病人，还有一种叫"吸脂"或者"吸脂肪"的手术。对于那样的手术，我们在这儿就不尝试设计一个简易家庭版了。

幸运的是，在你的身高体重指数还没有彻底失去控制以前，那种简易的平民化的"圈胃带"手术，也就是勒紧裤腰带，往往可以扭转你体内化学平衡的移动方向，让你不至于滑向超肥胖的深渊。

当你饥饿的时候，胃里边会分泌许多胃酸，胃酸在胃里遇到物质就想分解消化。人们常说的"消化"，也就是消耗、转化，侵蚀身体里的肌体组织或者脂肪，摄取能量的过程，在挨饿和减肥的过程中都要发生。

由于某种奇怪的原因，可能是条件反射吧，当你勒紧裤腰带以后，胃酸的分泌就会减少，只要你不是把自己勒得太紧，喘不过气来，肚子咕咕叫的时候，勒紧裤腰带会使你好受一点。

第三世界的人民经常听说而且体会这种减少食欲的土办法，把裤带勒紧以后，胃的体积小了，也就模仿到了一种像吃饱了以后一样的状态，胃里没有再多的空间能够容纳更多的食物，胃酸分泌就慢慢减少了。

在贫穷的国家或贫穷的年代，令人同情的是，长期地勒紧裤腰带，会使人缺乏营养，使人处在一种不健康，缺乏精力和能量的状态。

对于肥胖人群来说，能量供应不是个问题，如何把身体中储存在脂肪里多余的能量转化成身体可用的能量，才是迫切需要解决的问题。

对于坐办公室的人们来说，常年的烦恼之一就是，身体中部的这些肥膘顽固地占领着它们的阵地，说它是能量吧，可是不愿意转化成能够让人积极一点、精神一点的能量。

事情的真相就是，要想转化出一点身体可用的能量，不管你是饥肠辘辘，还是肥肠辘辘，你总得忍着让胃酸在你身体里侵蚀点什么东西。减肥和挨饿，你都得让自己肚子咕咕叫那么一下，勒紧裤腰带是为了减轻你的痛苦。

对于我来说，我觉得这是提醒我，以前年轻，参加工作以后不久，那么放开肚子瞎吃，真是太不应该了。不过，比上不足比下有余吧，至少现在勒紧裤腰带不是处在困难时期，我不用担心营养不良。

为了勒紧裤腰带，我给自己买了这种可打孔的皮带。

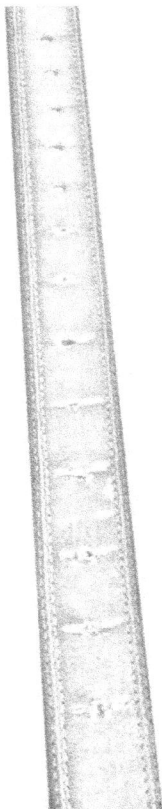

插图十七:（钻子和钻头得另外买）

你也可以买那种所有的孔都已经帮你打好了的皮带。

插图十八：（万孔具备的减肥束腰带）

我喜欢第一种，自己能打孔的皮带，每次在皮带上打一个新的孔，我就特别骄傲，能够战胜大肚子，看着它一天天变小，这么重要的历史事件，没有记录，我觉得是很遗憾的。

当人勒紧裤腰带的时候，会有一些意想不到的反应，调整身体原有的平衡，就会调整新陈代谢。新陈代谢是一个生理卫生的问题，我们都知道，生理卫生有的时候很不卫生。

在你勒紧裤腰带以后，变化之初，你可能会出汗很多，再加上你多喝点水（冲淡胃酸吧），最后你可能上厕所很多，小的"方便"和大的"方便"的次数都增加了，这些都是正常的生理反应。

还有，你身体里产生的气体也多了。有时候，你心里面可能会那么想：我这么干，是不是在污染空气，对同事、对自己都不道德，还要不要接着做下去了。想完了以后，你应该坚持下去。

你的努力是为全社会谋福利，全社会也包括你的同事们，关键是，你得多一分小心，多去几趟卫生间，把身体中的废物和气体排泄出来，这样，你就不会影响身边的同事们了。过一段时间，新的常态产生了，没有人会再注意到你有任何异样，习惯成自然嘛。

当你需要清除体内的有毒排泄物质的时候，你就应该洁净自己，不能污染周围的空气，也不能让毒气攻心。再说了，去卫生间走路的机会，是更多的运动的机会。如果，你想让你的身体回到二十年以前的形状，那你想想，回到二十年以前得走多少多少路呀。多走一步算一步，千里之行始于足下，每走一步都是有帮助的。

当我在办公室走多了以后，我这回忆的记忆也好起来了。

二十多年前，我开始走上了工作岗位，慢慢的，每次我坐下来的时候，开始觉得这肚子顶着那皮带越来越紧。就是在那时候，我犯了一生中最不可饶恕的错误之一，我把皮带给松开了一点，这样好坐着觉得舒服。

后来，这一松下来，我就不断地给自己借口，说自己工作压力大。压力大，就该自己再放松放松，结果放松了半天这肚子。瞧瞧这样放松下去，身体的中部就出现了好几条巨蟒缠身，如同没跳进游泳池的人，身上挂着好几个救生圈。

为了要逆转以上描述的肥胖过程，今后站立行走运动以后，每次感到裤腰带松一点，我就试着把皮带紧那么一扣。当然，这是个长时间的过程，需要很多很多耐心，再次强调"耐心、耐心"。

我感觉我只不过是在慢慢地还债，好几十年新陈代谢的变化，积下来那么一大肚子，不运用耐心慢慢地还这份债的话，突然施压是要挤破皮球出问题的。

当你开始重新约束自己，想要慢慢减肥的时候，没有耐心地突然给自己施很多压力，这于减肥本来的出发愿望正好适得其反，减肥就是为了最终能够减轻压力、减轻痛苦。所以，我们建议你要循序渐进，一开始最好在站着或者走着的时候，慢慢地给自己一些约束。

对于许多办公室的工作人员来说，那是很多年的资历、婚姻家庭、生儿育女，再加上应酬和事业上的成就，才带来了那么一个大肚子。所以，指望一下把腰勒到大学毕业的时候那么细，是肯定要出问题的。

事实上，说实际一点，每三到六个月能够把皮带勒紧1.5～3厘米，那就不错了，反正我们不着急。心急吃不了热豆腐，欲速则不达。

勒紧裤腰带，并不是说要紧得把自己勒死，或者勒到医院里的病床上。如果你的皮带扣六个月以后才能够前进3厘米，六个月就六个月呗；如果八个月才能前进一扣，八个月也挺好。要紧的是，你的大趋势是这裤腰带在紧。

在那大趋势中每一段小的瞬间，如果你一坐下来觉得太紧，你还是可以把裤腰带松回去一点，想想你要上了我们的"贼船"，你每天站那么久，偶尔坐一坐的时候，休息一会儿，放松一下，那完全是可以理解、可以原谅的。

记住李小龙说的那句话：上善若水。要像水一样，那是我们进军大肚子的指导思想。

放松利于健康，减肥的目标就是为了放松。体重小了，你身体里许多关节都会放松许多；脂肪少了，你周身的血管也会放松许多。只要你把这目标看准了，勒紧裤腰带的过程中，也可以不断地放松。然后，松了就勒紧一点，觉得难受了就放松一点，然后再勒，反反复复勒。十次不行一百次，一百次不行一千次，在不断勒紧裤腰带的过程中，最后发觉：诶，肚子小了。

8 阳谋篇

呼吸、饮料、食物和辅助训练

呼吸

呼吸在减肥训练中是一种可以单独运用，也可以与其它的训练一起合用的工具。人可以有很多很多种呼吸方式，但一般人们呼吸的时候谁去想这种"方式"问题。不管是谁，呼吸其实是一个人的第一需要；不管是谁，试试不呼吸一分多钟，然后想想那样活得好不好，那肯定是不好。

想想"呼吸"这种东西是如此地弥漫在人的一生当中，再想想正规的和非正规的教育体系当中，每个人接受到的"怎样呼吸"的教育是如何的少之又少，我们立刻会感受到，呼吸的训练如此受忽视，实在是太不应该了。

在正规的全日制教育以后，如果你想做个运动员，想练武或者练瑜伽，可能会有人教你点儿呼吸的技巧；如果你想唱歌、想做个老师，或者做个经常搞公众发言的推销员，那么有可能在工作岗位上，有人会教一教你怎么呼吸。但是，对于我们另外许多坐办公室的人来说，就没那么幸运了。

不管是来自于职场，还是运动场，对于那么多呼吸的技巧，说都说不过来。干脆，我们就总结一下那最共同和值得强调的一点，那将是：要想呼吸得好一点、深一点，不能用"胸"呼吸，得用"肚子"呼吸。官方的说法就是：得用"胃"和"腹、膈肌"呼吸，不能用"肺"呼吸。说得文言文一点，要气沉丹田，而不能在那儿喘。

虽然我们说了半天，别用"肺"呼吸，但是，所有的这些呼吸技巧都是为了增加"肺活量"。这对肚子来说很不公平，我们训练肚子，伸缩的也是肚子，但是，全是为了别的身体器官（比如心或者肺）能有更强的机能。

肚子感到很冤，但是这也没办法。我们都想增加这肺活量，但这上面可没传达指示下来，要增加肚子的"肚"活量。我们前面说了半天那"束胃带"手术，刀子都动起来了，就是为了要减少肚子的容量。这肚子即使感到不公平，也就只好忍一忍了，就这么地吧。

查一查中国文化那些练气功的宝典的话，这种老师、歌手、推销员用肚子呼吸的技巧，还是气功的入门训练，其实也是健身爱好者都应该掌握的。

在国外，有时会听到有人问我，"气功"的"气"是不是跟"太气"的"气"是一个"气"？他们老外把"太极"发成"太气"。我只好斩钉截铁地说，这完全两码事，"气功"是"气功"，"太极"那叫"极"，"极端"的"极"。

"气"和"极"在英文里面发同一个音，写起来也一样，可是，在中文里面完全是两个字。

气，在有些文学作品里面被吹得神乎其神。气，其实就是气体的气，空气的气。虽然，气体、气流可以把飞机抬起来，人们一提到空气就想起会飞的东西，但是，我们要说的练气功，其实不是为了会飞、会滑翔，我们这所说的气功的入门功夫，只是为了让你运气，把气从肚子里的一个地方推到另一个地方，或者，把体内内脏之间有空隙的地方重新调整一下。

为什么调整体内的空间和空气，只能用气做工具呢？说起来很神秘、很玄，但是，谜底解开了，你一定哈哈大笑。因为，想把气在内脏里面推过来推过去，你若是用钝器或者锐器来试一试的话，那效果肯定不如用别的地方的气压推过来推过去那么好。

其实，想一想，许多专业的职业人员都得靠控制气流混口饭吃，只要是耍嘴皮子的，不管是唱歌的还是发言，更不用说是运动员了。即使你不干他们那些行业吧，知道他们的一些技巧也是蛮好的，可以让你动起来身体更加协调，可以让你增加新陈代谢的机能。

这最简单的学习运气的呼吸训练，其实上一点神秘色彩都没有。首先，平躺，有些人为了给这种训练加点色彩，在肚脐眼上放个硬币，或者放个什么物体，然后，试着用肚子把肚脐眼上的物体抛向空中。看你能把物体抛多高，你功夫就有多深。

连这种用肚子呼吸的功夫，也跟别的练哑铃、练仰卧起坐一样，每一次做好几组，每一组有一定的数量，五～十次，然后休息休息。别看这种训练很简单，但是也得循序渐进。如果你不相信，操之过急的话，对你的身体也会有害的。

有的人一看，硬币抛在空中，觉得很好玩，上瘾了，练呐练呐练个不停，我们隔壁隔壁隔壁的寝室，就曾有一哥们练得吐血了，还告诉大家，吐一次血就长一成功。大家都说，走火入魔怎么定义，在实际生活中就得这么解释。

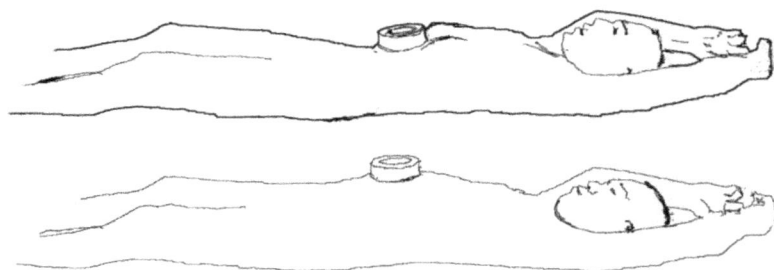

插图十九：（我在犹豫，是把硬币画大一点，还是把腿画长一点）

当你熟悉地掌握了如此呼吸吐纳的基本功夫以后，那你就不用再躺着，也不用翻硬币了，你可以在日常生活中，随时协调自己用肚子呼吸的动作，配合自己的发言、歌唱，以及所有的推、拉、跑、走，各种各样的运动。这下大功告成了，祝贺你，现在，你已经是入了门的一级气功师了。

我们要谈的气功就讲那么多，有的人神化气功，有的人贬低气功，其实那都是不对的。气功对人的衣食住行、打嗝放屁、新陈代谢的机能都是很有帮助的，不研究呼吸，没法健康幸福地生活。

当然了，像所有的体育锻炼一样，学习呼吸的训练也得循序渐进，如果感到不舒服了、疼了，就该减少运动量，下次训练的时候悠着点，熟能生巧嘛，即使是呼吸那么一个简单单调的事情，也有着许多巧妙在里面。

当学会了如何用你的肚子像风箱一样抽气、呼气以后，你可以不知不觉地在干什么的时候都那么一呼一抽的。这么下去，可能在你不知不觉中，你已经成了一个很好的发言人，或者，你现在已经变成了一个更好的老师，你讲话可以持续时间更长，中间停顿也比以前少了。也有可能，你现在唱歌会唱得更好，但是别在办公室里唱，歌手们有他们的指定位置练习呼吸，而且，他们控制气流的训练应该还多得多得多。

最重要的是，我们改良我们的呼吸技巧，是为了跟大肚子和肥胖作斗争，不是为了跟武林高手作斗争。学会用肚子呼吸以后，你的新陈代谢已经比以前快多了，从而已经使你变成一个更新、全新的你。

长期的呼吸训练是为了增加你的肺活量，把你的肚子变成一个可以转化能量的六缸引擎，最好你能够跑完一个马拉松都不觉得累。如果，那么高的期望达不到的话，至少，希望你以后呼吸能够轻松一点。

呼吸训练还有其它的好处，比如：能帮助你更好地保持平衡。一个人的重心，当你站得稳稳的时候，差不多就在你肚脐眼微微往下一点的地方，不管你是在做推、铲土，甚至跨栏等等动作的时候，如果，你能够气沉丹田，从身体的重心发力的话，第一个好处是，你会力道比较强；第二个好处是，你也不容易受伤。

我们说了半天呼吸训练，其实就是气沉丹田，而且沉得深深的，这样，你就能保持很好的平衡，而且很有力。不管你做什么样的锻炼，如果你不能很好地保持平衡的话，就好像开着一辆轱辘高低没调好的车，最后，那车会从薄弱环节开始散架的。

从长远的看，能够深呼吸，能够气沉丹田，然后长长地出气，有很大的肺活量，这些能力能使你变成一个情绪波动小、更平静、处变不惊、更有城府、更深沉、更淡定的人。时髦的说法是，会让你"线裤得没盆友"（炫酷得没朋友）。

喝水（饮）

胃酸太多了可以引起胃溃疡。

我曾经得过一次胃溃疡，据医生说，是因为工作压力太大了，再加上经常饿。对付这两个毛病其实都挺简单的，冲淡胃酸就行了。

许多种市面上的饮料都有糖，这样味道会好一点。可是，糖容易转化成酸，这就使得许多需要购买的饮料，在冲淡胃酸这一点上来说，效果并不是特别好。想要冲淡胃酸，最好就喝白开水。对了，还有一好消息，白开水里含的卡路里为零。

虽然市场上也有可乐公司推出卡路里为零的饮料，命名为"zero"，但是其中酸性成分不少，从减肥和冲淡胃酸的混合功能来说，白开水比那种以"零"命名的酸性饮料应该还要好得多。

虽然喝白水有那么多好处，而且有很好的经济效益，但是不得不承认，味道是太淡了一点。怎么样能够解决给白水加上色香味的问题呢？你要是渴得都快晕倒了，看着那透明色也是一种美丽的颜色，更不用说清水喝在嘴里的甘美滋味了。

在办公室里，怎么样才能使自己口渴呢？这就要用到我们前面提到的那些"站着、走着、到处磨蹭、趁机多动"的那些技巧了。如果那么多运动还不能让你在办公室里口渴起来的话，我在这可要说两句"冒天下之大不韪"的话：朋友，努力工作呀！努力工作完了，你不口渴才怪呢。

把你每天时间表上活动安排得满满的，做每件事情的时候都认认真真特别卖力，把每一项小小的任务都当作是决定你和你们公司生死存亡的大事来做。干活干得尽量地快、踊跃、有热情，即使不是真的，你也要装成是那个样子。

当你在办公室里，或者办公室与卫生间之间行走的时候，不要停，不要停，节奏快一点，跟"跑"差不多，少跟人聊天，实在必要进行社交上的对话的话，开点玩笑，打个哈哈就走，而不要聊到细节问题。

如果以上的行为还不能时常让你在办公室里感到口渴的话，自告奋勇，干同事们都不愿意干的重活；或者，另一种自告奋勇是，去学一种大家都不愿意学的新技术，跟年轻人们比一比，赛一赛，你很快地就口渴得不行了。

在办公室里，其实装大哥更不容易，那装小弟那还不容易，玩儿似的。

最后，你在办公室里这么好动了一天以后，我保你喝什么样的白水都觉得甘美无比。

西方的老话告诉年轻人，每天要喝八杯水，实际上不必拘泥于这个数字，八杯，这杯有多大呢？我发觉我每天上班能站四到六个小时以后，我也还喝不到八杯水，其实只要喝得舒服，不觉得脱水就行了。

喝水的时候，最好小口小口地喝，然后伴着我们前面说过的呼吸训练，把身体中的气排出来，并且让水和肚子里的胃酸搅匀了，这样你才能不感到毒气攻心或者胃热。用以上的方法小口地喝水，你会比平时多打嗝，注意公共道德，打小嗝，少量多次好，而且别让周围的同事们听见。

如果你小口小口地喝完水以后，不马上感到"清气上升，浊气下降"，而且还觉得肚子胀得厉害，你可以试试我们前面提到的用肚子呼吸的技巧，很快你肚子里的气和空隙就会重新调整，过一会，内脏里边就会有气泡上来了。

办公室可以是一个很无情的地方，不管你的气从上面还是从下面出来，如果有声音的话，你很有可能会成为同事们中的笑料。为了不做笑料，一定要加倍小心，常去卫生间，还有防止发出任何怪声。

饮食饮食，饮水什么时候对身体基本上都有好处，但是，说到进食的话，就不是什么时候都可以随意的了。

天晚了以后，多吃对身体是不好的，要想减肥的话，最少把一天大部分的食物早一点吃掉。早上和中午摄取的食物在一天中还有剩下的时间消化，在白天还可以多喝点水，把它们往下冲刷。

如果你一天最大的一餐是晚餐，而且你到睡觉的时候都还觉得蛮撑的，那你可以猜到这多余的食物会往哪儿去。猜到了，就会寄在你的肚子上长成肥膘。

所以说，吃晚饭的时候应该什么时候停下来呢？最好的办法就是问问自己"还饿不饿"？"不饿了。""还想不想吃？""还想吃。"这时候就该停了。

不饿了，说明你不会营养不良、影响健康。还想不想吃呢？还想吃，说明你还很健康、很有胃口。"廉颇老矣，尚能饭否"，说明廉颇很健康，但是没人问廉颇尚在饭否，要是回答是肯定的，你敢派他去带兵打仗吗？！

在见到好菜，还有健康的食欲的时候，但是又不饿了，就该赶快离开饭桌了。吃饱了就不要撑，这样不会得厌食症，也不会长大肚子。

但是，如果到晚上睡觉以前，你觉得"坏了"，这"饱"与"不饱"估计错了，还真饿，这种时候怎么办呢？要吃又太晚了。这种时候应该想起来，太晚了吃是不好的，但是，太晚了喝水是没坏处的，可以冲淡胃酸，顶多就是要起夜，麻烦也不算太大。要是喝了水以后还觉得饿的话，那可以喝点牛奶，冲淡胃酸的效果更好。明天晚饭的时候，记住给自己的限量放宽一点，但是不要放宽太多，晚饭还是不应吃得过饱。

吃饭（食）

说到吃饭，我饿了就吃，不饿了就停下来，就那么简单。

人感觉到"饿"和"不饿"这种感觉都是相对的,既然"感觉"这个词是相对的,那么在感觉的时候要稍微谨慎一点,不要太放纵自己。

把以上的进食原则想清楚了以后,再加上我每天在办公室里不懈地锻炼,我得以享受几乎所有的美味,同时保持健康的身体。还有一个诀窍是,我吃的时候老想着自己是一个烹饪比赛的评委。

在饮食上,我没有什么忌讳的,什么都可以吃,我当然心里面有一些食物是特别喜爱的,但是我也不偏食。

在自由的国家里,每个人都可以自由地吃"土豆烧牛肉",而且可以每天吃,只要量足够少的话,即使土豆加牛肉,也不会使人发胖,每天1克牛肉加土豆试试。如果就那么点食物,然后就不许吃别的了,这样的食物搭配不仅不可能使任何人发胖,听起来简直像特种兵的生存训练的限量。

对于减肥的人来说,这限制食物的话,限量比限类更重要,这是简单的能量的加减,简单的物理,简单的化学,简单的生理卫生,说穿了,就是简单的常识吧。

当然,说到简单的常识的话,我们又得说一说不能性急。人不能在保持健康和限制食物的名义下,把自己一下饿得太厉害了,饿出毛病来了。有常识的人不是极端分子,应该比较平和,比较中庸。

说到食物的限量,应该是指长期范围内,从肥胖时期的食量逐渐减少到一个新的食量的平衡过程。如果你感觉头晕、精神不济、不舒服，可以偶尔多吃一点，以后再逐渐减少食量。如果你能问问社区家庭医生或者营养师的话，那么在专业人士指导下，渐渐控制饮食，那就更好。

当你生活方式有重大变化的时候，身体的不适可以有不同的来源，表现成不同的形式。

有一段时间，我发觉脚酸疼，后来，医生告诉我是由于脱水。人即使吃得够了，能量供应够了，有时如果没有足够的盐，足够的饮料，也有可能感觉无力，会抽筋。原来，这种低盐、控制饮食，即使好的自律的健康习惯，也不能做得太过了，否则也会对身体有害。除非你的第二职业是营养师，想要目测桌子上的饭菜吃多少能保证营养是很难的。

说到适量饮食，我概念中的"适量"就是：记住某一天吃得挺香，然后吃饱了又不觉得撑，记住这一顿的饭菜量，在以后再看见饭桌上有美味佳肴的时候，就想想以前吃得挺好的那一顿，再估计一下桌上的每一碗、每一碟，挖出多少以后，能相当于那理想化的一顿的饭菜量，然后就吃那么多，停了。

记住，把自己当作一个烹饪比赛的评委；记住，你可能还需要勒紧裤腰带。如果你的身高体重指数还是偏高的话，你需要留出空间能勒到下一扣；如果你的身高体重指数已经在健康范围之内，尤其是在健康范围的低端，那你就没有必要把裤腰带再多紧一扣了。这时可以测一测，你停止进食的时候是否能够来一个深深的深呼吸，而不觉得肚子快要爆炸了一样。还有，饭后慢慢地散散步，会有助于消化饮食。

只要你不过度饮食，而且严格地监控腰围在缩小的话，健康的饮食并不代表一定要吃素，健康的饮食也不是越素越好。人需要各种各样的营养，所以成分丰富的各种营养兼顾的饮食，总的来说，比缺少某种营养成分偏颇的饮食，对身体要好。

虽然一般来说，人需要的各种营养成分都能在蔬菜、水果、素食里边找到，而且很难说，人需要的所有营养成分都能在鱼、肉等非素食里边找到，但是，百分之百的素食有时也能对身体有害。听说过有人拒绝吃油，光吃粗纤维的蔬菜，结果导致了肠梗阻，需要做手术，就好像肠胃里面缺少了润滑油一样，食物在管道里面推不下去。这样的例子可以说明，素食的道路走了极端，也有可能是有害的。

我们是在建议你慢慢地缩小你的肚子，不是建议你在这十天速成，你没必要突然一下把自己的饮食活动变成一件艰难的家务事，变成一场吃苦的比赛，变成良药苦口的吃中药，或变成一种在那看着说明书啃硬骨头的工作。

一日三餐，定时定量饮食，本来是很好的健康习惯，但是，如果你工作的环境里让你加餐和吃零食的机会已经太多了，那么，吃饭时间到了的时候再吃就不应该了。

选择你每天所要摄入的卡路里，然后计划好每天的吃饭攻略，对你的健康起着至关重要的作用。你可以定时定量地一日三餐，那么，在听见办公室里有人说：嗨，吃的来了。这种时候要把他们当作阶级敌人，不能被他们拖下水、拉入陷阱。或者，你可以一天就吃零食，然后彻底忘掉正餐的概念。

计算饮食摄入量的时候，主要看能量（也就是卡路里）是正了、负了、抵消掉了，还是多余了。摄入量是正的，消耗是负的，把它们全放在一块儿加加减减，不那么好好精打细算的话，有可能很快效果就会不堪设想。要是注意了，算一算，其实这种加减法也挺简单。

要么，你可以走"早餐、中餐、晚餐"的路线；要么，你可以吃"早中饭、晚饭、零食零食零食"。通向健康饮食的道路不只一条。

当你超重太厉害的时候，饿一两顿，并不会使你生病或者营养不良，相反，对你身体有好处。但是，你在饿饭的时候，别忘了多喝水；而且在饿饭期间，也不要做不明智的选择，比如，"偏要跟人比比谁是大力士"那样的事就别干了。

在偶尔饿了几顿饭以后，记住，你还是烹饪比赛的评委。吃味道再好的美味佳肴，每一碟、每一盘，意思意思，尝出味道就行了。如果你跳过了那么一两顿饭，然后吃下一顿的时候，又把前两顿都补回来了，这对减肥一点好处都没有。记住，如果你饿饭以后，食欲真的太强，还有勒紧裤腰带那一招，可以帮助你减少食欲。

走到这一步了，我们这种减少饮食的经历，就进入了陶冶情操的阶段。古今中外，许多革命前辈、精神领袖，都曾经用饿饭的方法提高自己的思想境界。忆苦思甜，想想世界上还有那么多的受苦人，我们至少应该为"想喝就能喝到清洁干净的饮用水"而感恩。

在饿饭以及随之而来的灵魂的斗争中，另外一个在意识形态、思想领域的精神升华，是发生在对于剩饭剩菜的态度上。在缺吃少穿的年代，扔掉剩饭剩菜，那当然是相当于逃学一样，是一种对不起爹娘、对不起劳动人民的可耻行为。

老话说，倒掉剩饭的人会遭雷劈，后来，时代进步了，至少大家说，浪费粮食可耻，没有老话说得那么狠。我们的父辈也仍然叫我们用消化器官收拾干净桌子上的剩饭剩菜，但是，此一时也，彼一时也，时移世易，变法宜矣。

当周围粮食短缺，街坊邻居大家都时刻在那儿节约粮食，以备不时之需的时候，把剩饭剩菜扔垃圾桶，当然是很不妥当的。但是，当周围的环境变得食物过剩，往那儿看都到处是吃的以后，人们很容易犯下另一个滔天罪行，那就是把人们的胃当作垃圾桶，而且往这么一个个看成垃圾桶的胃里边使劲倒食物，最后将它们都撑成了大肚子。

让我们来分析一下，把剩饭剩菜倒进这种大肚子兼垃圾桶里边，得到的是什么效果。

效果一：食物还是被浪费了，把食物扔进大肚子里和扔进垃圾桶里没区别。

效果二：多余的食物使人发胖，引起各种疾病。

这些疾病的坏处可以总结出四小点：

第一小点，有了疾病，影响正常工作，破坏了办公室中团队的生产力；

第二小点，使雇主和单位受到经济损失，还得给你付病假工资；

第三小点，由于加入了肥胖人群，引起疾病，无意中提高了全国范围内医保的费用;

第四小点，由于第三小点提高了全民的医疗费用，从而影响了政府的收支平衡，导致各政党、各派系之间的利益斗争，最后危及国防安全。

以上那么两大点四小点的分析完了，如果你看见桌子上还有剩饭剩菜的话，最简单的办法就是把它们全扔了。
如果你真打算打包带回家的话，下一顿真的就得准备好吃剩饭剩菜，别到时候又提出点什么要吃新鲜的。

在我们今天生活的环境里，也搞不清楚这是祸是福吧，撑自己，真的比扔掉饭菜罪行还大。最负责任的做法是，到餐馆点饭菜，少点一点儿；在家里做饭菜，少做一点儿。

在有的地方，食物太充足了，或者人民太好客了，各种各样的原因吧。有的地方，你一要，就给你一大包，比如像在得克萨斯或者德州风格的餐馆；或者有的时候，由于价钱上的原因，你觉得买套餐划算，结果这一套，搬出来的食物你又吃不掉，这种情况下，可以拿到食物就把它分成好几份，一份吃了，剩下的下几顿再吃。

还记得这本书的开头提到的那个关于夫妻戒烟的故事吗？如果你实在对扔掉剩余的食物有负罪感的话，可以准备一个小存钱箱，每次想要丢掉食物以前，就往存钱箱里存进去相当数量的现金，最后还是应该把剩饭剩菜扔掉。到年底，你可以数一数，你这种不按食量点菜、眼睛大肚子小的习惯给你浪费了多少钱。数一数你浪费掉的这些钱，能不能拿去扶贫，或者捐给某个有意义的公益慈善机构。

想想也真是，在以前吃不饱肚子的时候，谁会想到有一天扔掉剩饭剩菜，竟然变成了不仅是健康的行为，而且还是接近道德高尚的行为。

这里声明一下，我不是个医生，而且在日常生活中，表演节目都没演过医生，所以，你最好还是到网上去查一查，跟专业医生讨论讨论，看看这本书提出的一些新奇的饮食习惯是否有道理。

比如像，当你的身高体重指数偏高的时候，饿那么一两顿饭饿不坏你，这种观点都值得找专业人士对照对照、确认确认。最好不要只找一个专业人士，多找几个医疗工作者探讨探讨，得到多人的答案以后，对照对照、比较比较，我相信，你会惊奇地发觉，在富裕和饱食终日的环境中，饿饭比起肥胖来对身体的危害小多了，即使说，只是为了呼吸顺畅一点，为了身体的负荷小一点，宁可你对食物无情一点，也别让多余的食物无情地把你的肚子撑大了。

悬吊训练

当你勒紧裤腰带，练了一段瘦身减肥的功夫以后，往四周一看，你会发觉，比起别的健身的朋友们，你的脂肪消失的方式跟他们有点不同。在你身上奇迹发生了，肚子上的脂肪首先开始消失了，这会让你陷入一尴尬的境地，你的肚子确实是小了，可是，你越看越觉得自己像下面这张照片。

插图二十：（难得葫芦）

怎么看吧，这大概也不是你本来想要的体型，虽然好几代人都有自己喜爱的宝葫芦的故事，但我们不能让身体停留在这样的形状里。

遇上这种情况怎么办呢？把自己吊起来，摇一摇。我说的是：真的"吊"，真的"摇"。比如，你看见一棵树枝，"啪"抓上去，吊住了，然后使劲把自己向上拉，在这样的过程中，你也可以摇摇自己的腿呀、腰呀，全身许多许久不用的肌肉都可以体会体会，然后慢慢用起来。

开始的时候，这悬吊训练就可以从树枝、门框开始。

　　悬吊和引体向上的训练，对人的身体有许多许多的好处，最大的好处是，你进行这种训练的时候，你的对手就是你的体重。不管你抓住什么吧，门框、树枝、房梁，本质上你就好像抓住了一个跟你的体重一样重的哑铃，然后在那儿将这个哑铃往上移，你身体越超重的话，你的对手就越强，你的斗志也越强。真是好气魄！

　　单杠是一个奥林匹克男子体操竞赛项目，身边许多人都喜欢看，奥赛选手一上单杠做的那些动作都太高难度了，一般老百姓没办法模仿，一模仿身体就出问题。结果呢，不光是在学校或者公园里边，在写字楼办公室里边，即使在健身房里，你也很难找到单杠，难于找到悬吊训练的器械，因为雇主们好像都害怕负责任。即使偶尔在社区里能够找到单杠，但是，适合成人悬吊训练的悬吊梯却是少之又少。

　　想起来实在是可惜，在我的记忆中，学生时代里，那些可以用于悬吊训练的带"杠"字的体育运动器材，似乎对肥胖有着免疫功能。在不管是单杠、双杠、高低杠，什么样的杠附近，肥胖人群出现的几率就会少一点，似乎在杠边上的孩子们总是好奇、好动，抓住了杠，就喜欢吊一下、摇一摇，吊儿郎当嘛。一二一、一二一、一二三四五六七，经常在杠边出没，渐渐地也就肥胖不到那儿去了。

　　办公室工作人员生活环境就不是那样了。小孩子找到单杠、双杠、高低杠的甩一甩，很快就恢复了，成年人的身体恢复起来就要慢得多了。所以，我们刚才提到了在办公室里，其实几乎所有的单位、雇主若设健身房，多半也都只购置一些哑铃、杠铃之类的练腿部、手部肌肉的器材，说到对腰和腹部的训练，还是没有悬吊器材那么有用。真希望人事部门都能注意到，引体向上以及爬树等运动，跟肥胖的水火不相容的现象，也能在办公室中为广大员工置办一点杠类器械。但是，直到美好的明天到来以前，你可能还得附加在办公室外找一个有悬吊设备的健身房，辅助你平常上班时间在办公室做的种种减肥训练。

说了那么半天悬吊训练的好处，对于好久不练、中间肚子鼓得厉害的朋友们来说，第一个引体向上不是那么好做的，更不用说一组十二个了。虽然说，在杠上吊一吊也不错，但是，最好从半个做起，然后一个, 一个...慢慢地加。

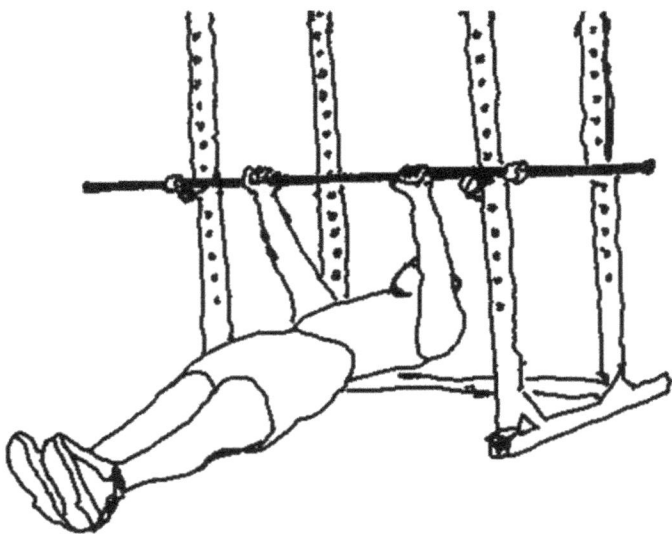

插图二十一：（做引体向上是可以二分之一、四分之一的）

可以把整数变成小数和分数，当你可以做一组一组的半个引体向上以后，你可以试着一个、两个、三个，一直加到一打，也就是十二个。当你能一口气做十二个以后，试着看能不能一只手做一个引体向上。

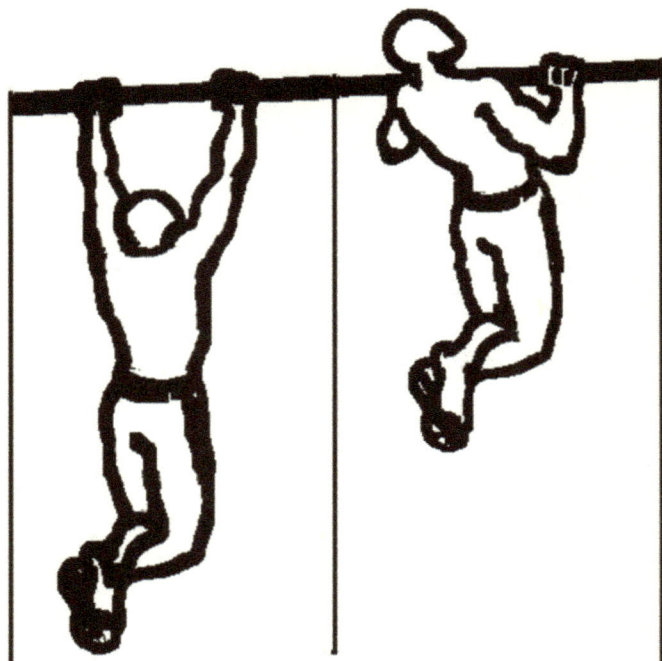

插图二十二：（单手引体向上是需要职业杠头才有本领做的）

当你能够一只手很自如地把你的身体悬吊起来的时候，就不用再试更高难的动作了，我们只希望你有健康的身高体重指数，不希望你去参加奥林匹克资格赛，更不希望你受伤。做人应该见好就收，不断挑战自己的极限的话，有一天是会受伤的，受伤了就不能接着锻炼了，一个人的健康和幸福就更难保持了。

还记得我们前面提到，要想找到训练单手悬吊的悬梯，尤其是给成人用的，比找单杠要难多了。你可以用单杠模仿悬梯或者爬树的训练，模仿的时候，你左右手轮流换着用力。或者在力量增大以后，一只手放掉几秒钟，然后再抓回去；然后再换另一只手放开几秒钟，再抓回杠上。

这样练习的日子久了，你可以用一只手抓在杠上，然后另一只手放开，看能呼吸几秒钟。渐渐地如果你能单手抓杠，呼吸的时间长了，肌肉也不再酸疼了，那你的身体就已经相当棒了，身高体重指数应该在正常范围之内。即使你最终不能达到单手做引体向上，也不是太值得遗憾。

当你能够单手抓杠、均匀呼吸好几秒钟的时候，另一只手不一定要再抓个什么东西，像好莱坞电影里面经常出现的场面那样：一位主人公一手抓住悬崖或者楼房的边缘，另一只手还能抓住一个向下坠落的人（这人可能象征着整个人类的堕落，我们不知道）。那主人公愣是能把一个大大的活人生生地拉回来，那样的事情不是很容易做到的。想一想，人家拍电影嘛，可以用替身演员，可以用摄影特技，那样的情况下，单手吊着，再拉个东西，才是有可能的。

跑步运动

如同生活中许多别的重大事件一样，在减肥和健康训练中，存在着那种令人精神为之一振的转折点。这样的转折点是一种什么样的概念呢？

比如，有人说"崭新的地平线"；有人说"临界质量"，还有"良性循环"。这些概念的意思就是：当你到了某种健康程度以后，你变成了一个非常积极、精力旺盛的人，你的身体所要消耗的热量也越来越大。这样的时候，你可以对你减肥的成功充满信心，就好像你长跑已经看到终点线，你可以往那个目标跑过去了。

在这，我们所谈到的"跑"，就好像许三多被他爹追着打屁股的时候那种跑。你如果已经能够跑出这种架势的话，你很快就会有一

个能够 "锻炼身体，保卫祖国" 的国防身体了。

你看看那些能够经常参加、并跑完马拉松的人群，不管业余的还是专业的，有多少人会有不正常的身高体重指数？！我敢打赌，他们的心跳、血压、肺活量，那些数据也不会太差。跑步上瘾的人，一般 "跑瘾" 能够挤走 "烟瘾"，这是一种 "以毒攻毒" 最有效的戒烟方法。

本书前面所谈到的 "站立、行走、深呼吸的技巧、增加肺活量" 等等等等，都是为了让你迷上 "跑步" 这种运动。当你变成了一个还说得过去的习惯性的长跑爱好者以后，你身体的许多健康指数应该都挺好的了，再要短命的话，那就真是基因不好、运气太差了，至少那种健康和高兴的状态，应该说是不要白不要。

要变成一个习惯性的长跑爱好者，你隔几天就得不管在室外还是室内跑那么几十分钟。跑步机是一种非常好的能把你的跑步速度从无到有、循序渐进地调上去的工具，每个人都没有必要在跑步机上给自己很大的压力，提速度也要讲究舒服和享受。

就拿我来说吧，我刚开始的时候，每小时跑6.4公里，也就是4英里，这其实跟走路走一小时没有太大的区别。然后，我开始提速了，下一次就跑4.1英里。从4到4.1，假设我感到这样的增加幅度太大了的话，我可以把速度调成50分钟的4英里/小时，然后再跑10分钟的4.1英里/小时。那以后再跑的时候，我逐渐地减少一小时中50分钟的那一部分，增大一小时中10分钟的那一段。这么调来调去的，我的速度可以在每小时4~4.1英里之间，以很小的刻度一点一点地增加。

我道听途说调查来，绝大多数人理想的健康状态是：五个小时之内能够相对说来不太吃力地跑完一个全程马拉松，然后，除了肌肉有点酸疼以外，没有损害身体的任何一个关节。这样的健康状态跟真正的国防身体还是有一定的差别，但是已经相当不错了。

真正健康身体的榜样是约翰·格伦，做为第一个环绕地球轨道的美国人，就相当于中国的杨利伟，他在76岁做参议员的时候，被选中了再去做一次做宇航员。做体检的一测他身体的各项指标，这位76岁的老人生理年龄才相当于26岁。

一般坐办公室的，我们不跟那些特殊材料做成的遇上特殊机缘的从事特殊职业的人比，尤其不在76岁的时候跟人攀比。但不说76，你就说66、56、46，甚至让我36岁的时候有那么一个26岁的身体，我也会高兴坏了。

"跑步"这么一种非常古老形式的体育运动，能够使人衰老的生物钟慢下来，实在是太经典、太古朴了。实际上，在中文古文里边，"跑"和"走"是同一个字，"走"就是"跑"，"兔走触株，折颈而死"、"人，力不如牛，走不如马"，这几句话里边说的"走"，如果那动作不是跑的话，就太可笑了。

中国人相信"人老先老腿"，如果不能跑了（至少慢跑，或者走），那身体的许多零件就要开始慢慢生锈、腐朽，越来越卡，我觉得后面就越说越悲观了，再后面来的就是大限将至了。

最后，说了那么多跑步的好处，我们得转折一下。跑步虽然可以放慢你衰老的生物钟，但是，过多使人疲劳的跑步，尤其是姿势不当的跑，可以使你的身体器官磨损更快，加快衰老的过程，所以，要注意劳逸结合，有足够的睡眠。

"跑"和"走"本是同一个字，"跑"也就是另一种形式的"走"，要保证跑步安全，和我们前面提到的走路安全的技巧是相通的，比如，要保护膝盖，让膝盖处于自然弯曲状态；膝盖疼了，要跑小步子，而不能迈大步子；要把脚底的着力点均匀分布，轮流使用；跑步时，尽量用大腿带动小腿；在长跑中，想要加快速度的时候，宁可增加频率，而最好不要增加步幅，使膝盖处在绷紧的紧张状态。

说到这些保护措施，对现代文的"走"和古文的"走"都是适用的。最后还得强调一句，当你的膝盖觉得不舒服的时候，一定要注意休息和调整，然后换到正确的方式跑和走。

睡眠

生命在于运动，这是千真万确的，没有新陈代谢，就没有了生命，停止呼吸一分钟就体会到了。可是，有谁告诉过你，生命在于剧烈运动吗？

运动分为高能量运动和低能量运动。

这一辈子第一次看见职业的健身训练师的时候，就听他先讲了讲"肌肉是怎么长出来的"。他说：你每次锻炼的时候，就杀死了很多肌肉细胞；每次休息的时候，尤其是在睡眠的时候，被杀死的细胞就被新分裂出来的更强、更壮的细胞取代了。

当你的身体或者肌肉某一块感到疼痛或者酸疼的时候，你的大脑就会收到伤痛部位送来的告急文书，请求增援；你的大脑真的以细胞的形式派去增援部队以后，肌肉、老茧，或者更加强壮的身体器官就形成了。这种大脑和身体协调的关系就叫"身心连接"，或者"身心调理"。

生物的成长过程中，身心调理是怎么工作的呢？天将降大任于斯人也，必先苦其心志，劳其筋骨；或者说，让年轻人到大风大浪中去锻炼，然后才能成长。我们小时候，英语老师就老说：no pain, no gain，翻译成"一分耕耘一分收获"。上一辈就是那么狠。

但是，说了半天，对你的身体"狠"完了，磨呀，炼呀，缺了另一样东西，你的身体还是不能茁壮成长，进入健康状态。缺的那另一样东西就是"休息"。

人用高能量的激烈运动让自己的身体经历劳累和疼痛，我们前面已经说了很多种形式的高能量运动了。然后，人需要许多低能量的运动，来调整、修复，以及重建新的体型和身体结构。低能量运动包括打坐、冥想，和另一种更加常见、与生俱来、不用学就会的形式—睡眠。

就好像要修复一辆车一样，如果你不关掉发动机，让它停下来，送到车库里去的话，很难对车进行大修。有时候，我们在电视上的赛车比赛里面看见，弄一堆人，一边让车开着，一边换轮胎，那就仅限于换轮胎而已，而且也仅限于赛车。

对于你的身体来说，与此相同的是，比擦破一点皮更大的修理和愈合，你都需要睡眠来帮助你最后完成。减肥，改变体型，这么大的一种调整，你要没有足够的睡眠，肯定做不到。如果你给了自己的身体太多的磨炼，你把自己最后磨没了、拖垮了，那就不叫锻炼身体。所以，要把足够的睡眠看作是锻炼的一部分，没有睡眠的话，那就只有耕耘，没有收获，变成了到大风大浪中去找死，而不是到大风大浪中去锻炼成长。

让休息和睡眠彻底修复你酸疼劳累的身体部位，这才能获得更新更好的健康成果。而且，休息和睡眠要配合搭配适当来自饮食中的营养成分，才能让你新陈代谢、脱胎换骨，变成一个更新更好的你。

讲到这，就跟前面我们所说的，睡觉以前，最好腹中不要有多余的食物联系起来了。睡觉以前，若能腹中空空的话，睡眠会把你的身体调整出一个小肚子的形状。

不管怎么说吧，有充足的睡眠，是一个人幸福的标志，睡眠能使人安详、平和、均衡和稳定。（我也不知道那些词是什么意思，反正都是一些很好的形容词。）

因为人肥胖了以后很容易会疲倦，包括在上班的时候，经常到哪儿一不小心就睡着了，这样的现象使得有的人把睡眠和肥胖联系起来了。不过，把因果弄错了，许多人认为，可能是睡眠引起了肥胖。

实际上，这是一种误解，睡眠怎么使一个人的体型变化，取决于在入睡以后，大脑给身体什么样的信息。如果在睡觉的时候，身体收到的信息是"肌肉酸疼，需要修补"，那么醒来以后，身体就会长肌肉；如果入睡的时候，身体得到的信息是"肚子里有太多的食物，多余的能量需要储存起来"，那么醒来以后，体内多余的能量就会被储存，变成了脂肪。

这种身心协调，通过RNA，解码DNA，生产蛋白质和身体细胞组织，那是高科技中的高科技，比以前我们所知道的精密机械仪器，像钟表什么的都工作得更精确。

由于一些神秘奇怪古老的原因吧，"天以阳生阴长，地以阳杀阴藏"，光合作用，吸收能量；呼吸作用，储藏能量。人的身体需要睡眠，往往在夜里低能量状态,才能实施一个完美和改善的过程。

9 剧终（大结局）

有一天，大家在办公室里讨论GDP到底是怎么样衡量一个社会的生产力的，讨论是由浅入深、深入浅出的，从一件不起眼的小事开始的。

彼得想扔掉包着他中午饭的纸盒子，保罗告诉他，如果把那纸盒子留在会议室的桌上，让清洁工来扔的话，那样会产生更多的GDP。彼得觉得这样的结论很荒谬可笑，反问保罗，为什么他的懒惰、无所作为和四体不勤，反而会为社会增加更多的GDP？

保罗理论水平比较高，给彼得补课，讲了一点经济学的基本知识，生产力是一个神秘的东西，不是太好测量，想要把各行各业、各个人的生产力加在一块，我们小时候都学过，算术里边说，不同单位的东西不能相加。比如，我们不能说，五页纸的报告加上五吨钢铁，这是多少生产力呀？没法衡量。所以，我们首先必须把各行各业、各个不同的单位群体和个体，生产出来的东西换成货币能测量的数量，这样就可以相加了。

一个国家和地区的GDP，人们要测量的时候，就是统计一下，在那块地方有多少笔买卖做成了。简单地说，有买卖就有GDP，没有买卖就没有GDP。

保罗进一步阐述他的观点，认为，如果彼得装饭的纸盒子不仅是让一般的清洁工给捡起来扔垃圾桶了，而是让一个有背景的属于全球500强的，叫什么蓝翔环保资源开发回收总公司的大公司的清洁工，把那么一神圣的废纸盒子扔垃圾桶去了，这样就可以产生价值成千上万美元的GDP。因为一家大公司可以雇很多清洁工，还可以雇很多律师、文书和管理人员，研究讨论扔垃圾桶的法律责任和可行性，买卖可以做到嗨了去了，买卖多了，GDP就多了。

这就是我们生活的世界，和所谓的社会和职场。

说了半天，这个故事所要告诉人们的中心思想是：生之本，本于阴阳，而阴阳的转换是很神秘复杂的。我们把我们的劳力卖给社会，在办公室里工作，混口饭吃，养家糊口，这个过程也是说不清道不明，很神秘的。

我相信，每个人每天站着上班，会产生更大的生产力，但是，可能有许多人会持反对意见。我相信，如果全社会的办公室工作人员能在上班的时候有更多的动感，那样会减少世上的肥胖人群，让整个社会大家平均起来都享受更低一点的健保医疗费用。

当然，也会有人反对我这第二项建议。不过，欣慰的是，我看见另一些人跟我一样，也开始站起来上班，虽然刚开始一站一天是不容易的，但是慢慢来吧，循序渐进嘛。

谁能说办公室职员是站着上班还是坐着上班更能为社会创造价值呢？嗯......其实，我对那个讨论不感兴趣，我关心的只是我的顶头上司怎么看我，我能不能保住饭碗。当他问我"是否为公司和股东们创造了新的价值"的时候，我总是给他一个肯定的答复，并且报以一个充满正能量的的热情的微笑。然后，他总是在我的年终评语上说我是一名杰出的雇员，建议跟着大家随着通货膨胀一起加薪。我可以带着工资和健康的身心回家享受生活。从某种意义上说，我感觉比抢银行的还弄到了更多的受法律保护的资产。

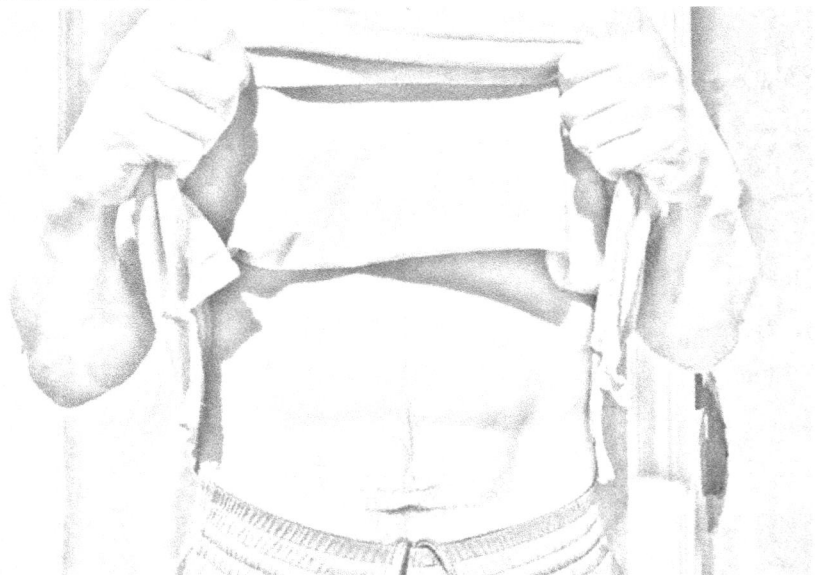

插图二十三：（辛苦一天之后）

在公司里边站得住脚是很重要的，与顶头上司保持兄弟鱼水情，那更是无价之宝，老乡们问我，挖了资本主义社会多少墙角？别忙，我在这数呢，一寸光阴一寸金，两寸光阴两寸金，三寸、四寸、五寸、六寸......

关于作者

南郭求败早年从事环境地质方面的研究工作，后来为了寻找一个更时尚的职业，和寻求更多的就业机会，南郭先生改行学了电脑。他对大自然和户外活动无法掩饰的热爱，使得他做程序员的职业生涯和做信息系统工程师的工作经历都充满了动感。生命在于运动。凭着在石头缝里也能找到哲学的地质队员们特有的自娱自乐的专长，南郭先生发觉在日常的办公室工作中，看到的，听到的，充满了让人健康快乐生活的机会和喜悦，这么天大的秘密和惊喜怎么能不与您"亲爱的读者"马上分享呢？！

娜拉·莫尔萨丝是一个生活在因特网上的神秘人物，她号称擅于写作和绘画，可遗憾的是她经常觉得自己干得不怎么样，但是，干好干坏是个方法问题，干不干是个态度问题，至少她不是光说空话的，所以还是参加了这部书的写作。她还喜欢阅读，并且自我庆幸于阅读上还是有两下子的。

甄士武是科班出生的中医学院毕业生。进入工作岗位后一直长期从事着"上医治未病"的慢性病防治工作。进入网络时代以后，甄大夫加入了蒙大拿创作集团。为其资深顾问和中流砥柱之一。

www.ingramcontent.com/pod-product-compliance
Lightning Source LLC
Chambersburg PA
CBHW022341280326
41934CB00006B/732